Alzheimer SOS

SOS

Cómo lidiar con las demencias sin perder la razón

Alzheimer
SOS

Cómo lidiar con las demencias
sin perder la razón

Mayda Ochoa. Ph.D

Infinity Books
Palm Beach, FL

Alzheimer SOS no pretende dispensar consejos médicos ni prescribe el uso de ninguna técnica como una forma de tratamiento para problemas físicos, emocionales o médicos. Este libro está escrito para todo aquel que ha sido golpeado de alguna manera por la enfermedad de Alzheimer, u otras demencias, pero su intención es sólo informar y educar a la persona interesada. Solamente un especialista que conozca su caso particular está calificado para ofrecerle consejos médicos.

ISBN-13: 978-1516900541
ISBN-10: 1516900545

Publicado por Infinity Books: infinitybooks9@gmail.com

Dedicatoria

A María L. Ochoa, mi hermana, quien aceptando la enfermedad, no se dejó amedrentar por ella, y continuó luchando, mientras pudo, por preservar su dignidad e independencia.

A todos los cuidadores que aprenden a no permitir que las lágrimas le impidan ver las estrellas

A todos los pacientes de Alzheimer cuya alma jamás será derrotada por ninguna enfermedad.

To Alzheimer Community Care and Morse Geriatric Center for the services, care and love they have provided to my sister.

"Si lloras por haber perdido el sol
las lágrimas no te dejarán ver las estrellas."
Rabindranaz Tagore,
Poeta Indio.

Contenido

Capítulo -15- Ansiedad y depresión en el cuidador ... 203

Capítulo -16- El juego químico de las hormonas ... 213

Capítulo -17- Medicinas Antidepresivas ... 227

Capítulo -18- ¿Cómo la enfermedad de Alzheimer ataca al cuidador? ... 231

TERCERA PARTE
Cómo Mejorar la Memoria

Capítulo -23- ¿Dónde se guardan los recuerdos? ... 259

Capítulo -24- Actividades para reactivar el cerebro ... 269

CUARTA PARTE
Recursos

Capítulo -25- Mira alrededor ... 293

Capítulo -26- Cuando existen sospechas de abuso ... 303

Prefacio

En uno de nuestros mayores exponentes de la literatura latinoamericana *Cien Años de Soledad*, el autor colombiano, Gabriel García Márquez, Premio Nobel de Literatura, describe lo que confronta el pueblo de Macondo cuando se enfrenta a una extraña enfermedad que produce el olvido:

"Fue Aureliano quien concibió la fórmula que había de defenderlos durante varios meses de las evasiones de la memoria. Lo descubrió por casualidad. Insomne experto, por haber sido uno de los primeros, había aprendido a la perfección el arte de la platería. Un día estaba buscando el pequeño yunque que utilizaba para laminar los metales, y no recordó su nombre. Su padre se lo dijo: "tas".

"Aureliano escribió el nombre en un papel que pegó con goma en la base del yunquecito: "tas." Así estuvo seguro de no olvidarlo en el futuro. No se le ocurrió que fuera aquella la primera manifestación del olvido, porque el objeto tenía un nombre difícil de recordar. Pero pocos días después descubrió que tenía dificultades para recordar casi todas las cosas del laboratorio. Entonces las marcó con el nombre respectivo, de modo que le bastaba con leer la inscripción para identificarlas. Cuando su padre le comunicó su alarma por haber olvidado hasta los hechos más impresionantes de su niñez, Aureliano le explicó su método, y José Arcadio Buendía lo puso en práctica en toda la casa y más tarde lo impuso a todo el pueblo.

Con un hisopo entintado marcó cada cosa con su nombre: mesa, silla, reloj, puerta, pared, cama, cacerola. Fue al corral y marcó los animales y las plantas: vaca, chivo, puerco, gallina, yuca, malanga, guineo.

Poco a poco, estudiando las infinitas posibilidades del olvido, se dio cuenta de que podía llegar un día en que se reconocieran las cosas por sus inscripciones, pero no se recordara su utilidad.

Entonces fue más explícito. El letrero que colgó en la cerviz de la vaca era una muestra ejemplar de la forma en que los habitantes de Macondo estaban dispuestos a luchar contra el olvido:

Esta es la vaca, hay que ordeñarla todas las mañanas para que produzca leche y a la leche hay que hervirla para mezclarla con el café y hacer café con leche. Así continuaron viviendo en una realidad escurridiza, momentáneamente capturada por las palabras, pero que había de fugarse sin remedio cuando olvidaran los valores de la letra escrita."

Introducción

Más de cuarenta y siete millones de personas en el mundo sufren de demencia, según la Organización Mundial de la Salud (OMS.) La demencia es un síndrome que puede ser causado por una serie de trastornos progresivos que afectan la memoria, el pensamiento, el comportamiento y la capacidad de realizar las actividades diarias. El deterioro de la función cognitiva es acompañado por el deterioro del control emocional y la conducta social.

Cerca del 70% de los casos de demencia son producidos por la enfermedad de Alzheimer.

Se teme que para el año 2030 el número de afectados por la demencia llegue a casi 66 millones de personas en el mundo; y para el 2050 la cifra pudiera triplicarse, llegando a 115 millones, según OMS.

En los Estados Unidos, el Alzheimer afecta a más de cinco millones de personas. De ellos, doscientos mil son hispanos. La Asociación de Alzheimer predice que el número de hispanos con la enfermedad aumentará a un millón trescientos mil personas durante la primera mitad del siglo XXI.

El Costo del Alzheimer

La enfermedad de Alzheimer es crónica y progresiva. Hasta el momento no hay cura, aunque existen grandes esperanzas porque en los últimos años se ha dedicado una enorme cantidad de recursos financieros tanto a la investigación científica como al cuidado del paciente y a la ayuda del cuidador.

Sin embargo, a pesar de todos los recursos, la explosión de la enfermedad en un futuro no muy lejano traerá aparejada elevadas necesidades de cuidados de salud, así como sociales y económicas, que afectarán a toda la sociedad en su conjunto.

Cuidar a los enfermos de Alzheimer en 1991, en Estados Unidos, costó 536 millones de millones de dólares. En el año 2000 la cifra saltó a $1.75 quintillones, un número tan obsceno que uno pierde la noción de lo que realmente quiere decir.

Aparte del costo monetario, hay otros costos imposibles de cuantificar, como son el emocional, físico y psicológico del enfermo y su cuidador.

Hay una luz, sin embargo, al final del túnel: a medida que el panorama se ha tornado oscuro, así también ha crecido la conciencia de que hay que hacer algo, y hacerlo pronto.

Según la Asociación de Alzheimer (Alzheimer's Association) las investigaciones sobre nuevas estrategias de diagnóstico están entre los objetivos primarios de muchos científicos, quienes esperan descubrir una forma fácil y precisa para detectar el Alzheimer antes de que comiencen los síntomas devastadores.

En octubre del 2007, se dio a conocer un estudio realizado por la Escuela de Medicina de la Universidad Stanford, en el que los científicos creen haber hallado un análisis de sangre con el que se podrá diagnosticar el Alzheimer, como se diagnostica, por ejemplo, los problemas de la tiroides, o la diabetes.

Aunque aún faltan más estudios que comprueben el hallazgo, esa es una fantástica noticia ya que los científicos creen poder diagnosticar la enfermedad con hasta seis años de anticipación. Esto quiere decir que, incluso antes de que la enfermedad comience a mostrarse, ya el médico podrá empezar tratamientos para retrasar su desarrollo.

La importancia de un diagnóstico temprano

Si no existe la cura, sí hay tratamientos que retrasan los síntomas más difíciles. Los especialistas insisten en la diagnosis precoz porque quieren comenzar el tratamiento lo antes posible, antes que la enfermedad haya hecho demasiado daño al cerebro.

Es duro enfrentarse a la noticia de que alguien a quien se ama, o uno mismo, padece Alzheimer. Pero un diagnóstico precoz hace más llevadera la pesadilla que viven los pacientes y los familiares que no tienen información.

Con el conocimiento conquistamos la comprensión, muchas de las incógnitas se aclaran y las preguntas reciben respuestas. Poco a poco llega la aceptación y... ¿por qué no? también la luz: se aprende a lidiar con la enfermedad y con el enfermo.

Con un diagnóstico temprano el paciente y el cuidador pueden, además, beneficiarse de los recursos que existen.

¿Por qué es tan necesaria la educación?

La relación del médico con el paciente es primordial en el tratamiento de cualquier dolencia, pero mucho más en el Alzheimer, que tiende a convertir en víctima no sólo a los enfermos, sino también a sus cuidadores.

En Estados Unidos, la mayoría de los doctores, obedeciendo órdenes de las compañías de seguro de salud, dedican diez minutos de su día de trabajo, o menos, a cada paciente. Muchos seguros determinan qué tipo de tratamiento y qué tipo de especialistas el paciente debe ver.

La comercialización de la medicina cambia totalmente el papel que cada cual (el médico, el paciente y el cuidador) desempeña. Los costos desproporcionados de la práctica médica obliga a los doctores a pensar más en la parte económica de su negocio, que en la parte ética, moral y humana.

Así las cosas, se hace imprescindible que el propio paciente, o sus familiares, se conviertan en expertos de su propio cuidado de salud.

Yo he vivido en carne propia la pesadilla de tener que navegar sola por el desconocido mundo del Alzheimer, cuando mi hermana fue diagnosticada con la enfermedad, en el año 2005, a los 62 años, una edad en la que nadie espera recibir una noticia como esa.

Recuerdo que cuando un neurólogo hizo el diagnóstico final de Alzheimer, lógicamente hundida en el pánico, mi hermana sólo supo preguntarle: *"¿Pero, por qué yo? ¿Por qué esto tenía que sucederme a mi?"*

El médico, inmutable, y dándole la espalda porque ya se encaminaba hacia la puerta, le contestó: *¿Y por qué no? ¿Acaso eres mejor que los demás?*

Esa es una realidad aplastante. Es cierto, la enfermedad de Alzheimer ataca a cualquiera, no importa su clase, educación ni posición económica. Sin embargo, en el terreno humano, ese era el momento en que un hombre que estudió muchísimos años no sólo la enfermedad, sino cómo tratar a los pacientes, debió convertirse por un segundo –aunque fuera solamente por un segundo-, en un médico con corazón. Tenía la responsabilidad y el deber de mostrar alguna compasión.

Ese médico estaba frente a una mujer que por primera vez escuchaba una sentencia de muerte lenta y muy difícil. Un ser humano que por primera vez oía decir que su mente, lo que nos hace animales superiores, se estaba desintegrando poco a poco y que en un futuro no muy lejano, no iba a saber ni quién era.

La comercialización del cuidado de salud es la mayor agonía para el cuidador y el paciente. Y cuando a esto se une un bajo nivel de información sobre la enfermedad, sus tratamientos, y los recursos existentes, el resultado es un sufrimiento y confusión indescriptibles.

Muchas personas, por desidia, comodidad o ignorancia, sobrevaluan la capacidad del médico y ponen a ciegas sus vidas en manos de un hombre o mujer que, no en todos, pero en muchos casos está pensando más bien en el próximo pago de su *Mercedes Benz*.

Por todo ello tenemos la obligación de educarnos para asegurarnos que el médico esté decidiendo por las opciones que más le conviene a nuestro familiar. Los hispanos estamos siendo pegados muy fuertemente por la enfermedad, y tenemos que estar listos para combatirla con conocimientos.

Para escribir este libro entrevisté a innumerables profesionales de la salud, y a enfermos y familiares de personas aquejadas con este mal.

También he participado en todos los entrenamientos posibles sobre enfermedades mentales en general y la demencia y el Alzheimer en particular. He leído, creo, todo lo que se ha escrito sobre Alzheimer; sobre todo, lo que se ha publicado durante los últimos diez años, que han sido definitivos en la búsqueda de tratamientos y cura para la enfermedad.

Ayudar a mi madre a navegar ese mar de tristeza y confusión en que se sumen las familias ante el diagnóstico de la enfermedad, fue lo que me motivó a estudiar todo lo que podía al respecto. Y a medida que yo aprendía y le enseñaba a ella técnicas para comprender y llevarse mejor con mi hermana enferma, veía el cambio, sentía como renacía la esperanza, como con la información, aquel mundo de tinieblas se fue tornando en uno de mayor seguridad, donde lo más preciado, la dignidad de todos los involucrados, pero sobre todo la dignidad del enfermo, volvía a renacer.

En la mayoría de los estudios que he leído se dice que los hispanos no aprovechamos los recursos que existen para mejorar la situación del enfermo y los cuidadores. Ello es como decir que el maíz es bueno para la vista, porque nunca hemos visto un pollo con espejuelos. La realidad es que en el campo del Alzheimer, en Estados Unidos, existen aún pocos recursos disponibles en español y en los pocos que existen hay listas de esperas. Es hora de que los hispanos comencemos a luchar para cambiar ese panorama. Pero sólo contamos con un arma para la batalla: la del conocimiento. Tenemos que aprender a usarla.

Aclaración

Y por último, quisiera aclarar que este libro está basado en los más recientes conocimientos que la ciencia ha logrado en este campo.

Sin embargo, he tratado de poner el complejo tema de la enfermedad de Alzheimer en un lenguaje simple, que pueda ser entendido por cualquier cuidador en cualquier parte del mundo.

Está escrito para ser entendido por el ama de casa, el anciano que dejó de ir a la escuela hace muchas décadas, el carpintero, y la señora que trabaja en una tienda. Todos ellos gente humilde que se enfrentan por primera vez a una diagnosis de demencia, y el misterio de la enfermedad les pone la vida de cabeza.

Mi objetivo es quitarle el misterio a esa insidiosa enfermedad, llamarla por su nombre de pila y devolver a la normalidad la vida de los afectados por ella.

PRIMERA PARTE

La Enfermedad y el Paciente

Diario de María
El viaje al olvido...

(Esta es una adaptación de notas
que encontré entre los papeles
de mi hermana María,
diagnosticada con Alzheimer
a los 62 años.)

3/27

Hace una semana estoy tratando de recordar donde puse la combinación de la caja fuerte. Nada. Recuerdo haberla escrito en la última página de un libro que estoy escribiendo. Las páginas escritas las grabé en un aparatico que desconecté de la computadora y lo guardé dentro de algo, no se sí fue una cartera, una caja o qué. Y me dije: lo pongo aquí porque esto no se me puede extraviar. Bueno, pues lo extravié. He estado buscándolo en todas partes sin encontrarlo.

Me estaba mudando porque tuve una pelea con Alberto y llevé al apartamento mi computadora y las cosas de la oficina que tengo en mi casa. Dice Alberto que se le enfrió el alma cuando llegó a la casa y vio mi oficina vacía.

-Cuando tú te llevas la computadora es como sí ya te hubieras llevado la vida completa -me dijo.

(Continúa)

Capítulo -1- La Enfermedad de Alzheimer

Cuando el simple hecho de cepillarse los dientes se torna incomprensible

Es una mañana cualquiera. Usted despierta, y al abrir los ojos, ve con sorpresa, enojo y terror que alguien ha cambiado todos los objetos de lugar. No sólo eso, sino que han traído muebles extraños, que no significan nada para usted y los han puesto allí sin pedirle permiso. Y como si todo ello fuera poco, a su lado hay un desconocido durmiendo. Usted no sabe qué debe hacer ante esa situación; quiere llorar, pero el extraño despierta, se levanta y viene hacia usted... ¿qué va usted a hacer? ¡Tiene que defenderse!... Así que lo ataca.

Le duele la cabeza porque realmente no ha dormido bien. El extraño no la ataca a usted, pero la inmoviliza, lo que la hace sentir mucho más terror. No se puede mover, no puede huir, y él está tratando de obligarla a que entre en un lugar donde está corriendo el agua.

Todo es confusión. El hombre le pone algo en la mano y le ordena que se cepille, y usted va a obedecerle para que no se siga enfureciendo y trata de cepillarse el pelo con el cepillo de dientes y se llena el pelo de una pasta azul, y el hombre se enfurece aún más, pero no arremete contra usted, sino que se sienta en el suelo y se echa a llorar.

El hombre dice que ya no puede más, que necesita ayuda, si no se va a volver loco. Eso le confunde a usted aún más porque le hace sentir una especie de culpa.

"A lo mejor el hombre no es tan malo –piensa usted-, a lo mejor yo soy la mala... ¿quién soy? ¿Por qué hago llorar a la gente?

Esta señora ha sido diagnosticada con la enfermedad de Alzheimer. Su cerebro ya no puede funcionar como funcionaba hace unos años. Ella a veces reconoce a su esposo, y a veces no. Para ella el hecho de cepillarse los dientes es incomprensible porque no recuerda cómo se hace, ni para qué, ni los pasos que para hacerlo cualquier persona lleva a cabo mecánicamente.

Cuando uno piensa en la cantidad de pasos que hay que llevar a cabo para realizar cualquier tarea cotidiana, se comprende lo que está pasando por la mente de un enfermo con demencia.

Veamos los pasos que cuando estaba bien de salud, esta señora que llamaremos *Margarita,* realizaba mecánicamente para cepillarse los dientes:

1. Tomaba el tubo de pasta dental
2. Le quitaba la tapa
3. Tomaba el cepillo en una mano
4. Con la otra, apretaba el tubo con la pasta y apuntaba hacia las cerdas del cepillo, con tanta puntería y eficacia que lograba poner sobre las cerdas la cantidad de pasta suficiente, sin que se desbordara, y sin que fuera demasiado poca
5. Abría el grifo del agua
6. Se aseguraba que el chorro de agua no fuera muy fuerte porque ello desparramaría la pasta de dientes que está en el cepillo
7. Mojaba un poquito las cerdas del cepillo en el chorro de agua
8. Elevaba la mano y llevaba el cepillo hacia la boca (ella sabía entonces que los dientes y las muelas están dentro de la boca, no en el cabello).

9. Sabía que se cepillaba los dientes para evitar caries, infecciones dentales y mal aliento.

10. Abría la boca

11. Cepillaba los dientes (y recordaba que se hace de arriba abajo), comenzando, si se quiere, por detrás y avanzando hasta el centro, asegurándose que todos los dientes y muelas quedaran cepillados. Ahora Margarita ya no recuerda como se hace.

12. A veces se cepillaba también la lengua.

13. Tomaba un vasito, o juntaba sus manos debajo del grifo para recolectar agua fresca

14. Tomaba de esa agua, pero no la tragaba

15. Se enjuagaba la boca

16. Escupía el agua (sabía por qué no la tragaba)

17. Enjuagaba el cepillo debajo del grifo

18. Devolvía el cepillo a su lugar

19. Ponía de nuevo la tapa al tubo de pasta dental

20. Guardaba el tubo en el gabinete del baño

21. Cerraba el grifo del agua

22. Se secaba la boca con la toalla, y

23. Salía del baño.

Uno no piensa en ello, pero a cada minuto el cerebro lleva a cabo, a través de todo el día, y la noche, miles de pequeñas acciones, unas encadenadas a las otras, que conforman las actividades normales de la vida diaria, como por ejemplo, cepillarse los dientes, comer o bañarnos.

En el transcurso de un día cualquiera, el cerebro de una persona saludable ha pensado miles de pensamientos, ha aprendido decenas de nuevos conocimientos y ha tomado docenas de decisiones grandes y pequeñas.

Uno se levanta, prepara el desayuno, escucha las noticias de la mañana, elige la ropa que va a usar ese día, piensa en lo que comerá en el almuerzo y en cómo acometerá todas y cada una de las tareas que necesita llevar a cabo durante el día.

Sin que uno lo reconozca a cada instante, el cerebro analiza, procesa, pesa, ve el pro y los contras de una acción y nos advierte el mejor camino a seguir.

Si vamos a salir y el cielo está nublado, el cúmulo de conocimientos que el cerebro tiene archivado nos informa lo que hay que hacer en un día como ese, para no mojarnos, para no enfermarnos, para no causar molestias a los familiares que nos quieren, para no causar más gastos en medicinas… el cerebro sabe todo eso y desde su control de mando nos está dando constantemente instrucciones para nuestro bienestar y seguridad.

Entonces tomamos la capa de agua o la sombrilla, o decidimos esperar hasta que pase el aguacero, o nos apuramos para entrar en el auto antes de que rompa la lluvia.

El cerebro puede llevar a cabo todas esas acciones y decisiones gracias a un intrincado circuito de más de cien mil millones de células nerviosas, o neuronas.

Cada una de esas neuronas ha llegado a especializarse tanto, que ya no sabe hacer otra cosa, que su especialización, ni siquiera saben alimentarse y cuidar de sí mismas. Por ello hay otras neuronas especializadas (como hace una madre) en cuidar y alimentar a las neuronas que tienen solamente la capacidad de llevar a cabo su propio trabajo.

Dependiendo de la etapa de la enfermedad en la que se encuentra la persona que padece Alzheimer, esta ya no puede utilizar esos conocimientos ni tomar tales decisiones, ni siquiera recordar los pasos a seguir para llevar a cabo algunas de las más simples de las tareas.

En la etapa avanzada de Alzheimer el enfermo no sabe como llevar la cuchara con comida del plato a la boca. Lo primero que esa enfermedad ataca es la memoria… y todo comienza con unos pequeños olvidos que al principio no parecen tener la menor importancia.

¿Qué es la enfermedad de Alzheimer?

Alzheimer es una enfermedad incurable, que destruye progresivamente las células del cerebro y con ello trastorna su funcionamiento. El enfermo poco a poco pierde la capacidad de razonar, analizar, recordar, pensar, aprender y comunicarse con el resto del mundo.

El progreso de la enfermedad, en general, es lenta. Pero al final los enfermos no saben si comen, si están vestidos, o si necesitan ir al baño. No reconocen a los que les rodean, ni siquiera a los seres que más amaron en su vida. Sin embargo, no están sumergidos en el dolor ni en la angustia, si sus otras dolencias son atendidas correctamente. En general se muestran placenteros, o desinteresados en lo que les rodea.

Si hay algo que puede consolarnos, además, es que la propia enfermedad les protege: en esa etapa ellos ya no saben lo que les está pasando. Los familiares, los que le quieren y los que le cuidan, son los que sufren moral y psicológicamente la crueldad del mal.

La enfermedad es un proceso largo, que puede durar normalmente unos 10 años. Se han dado casos en los que ha sido muy rápida, entre tres a cinco años, y otros donde el enfermo ha durado hasta veinte años, pero esas son excepciones.

Cuando un neurólogo piensa que el paciente tiene la enfermedad de Alzheimer, lo que diagnostica es *Demencia del tipo Alzheimer*. Más adelante veremos como se hace el diagnóstico.

¿Cuáles son los Síntomas?

Los enfermos de Alzheimer presentan una serie de síntomas que varían según la persona, pero en general se agrupan en tres categorías:

- Problemas de tipo COGNITIVO
- Problemas de CONDUCTA
- Problemas de tipo FUNCIONAL

En la esfera cognitiva, (intelectual) el primer síntoma que se nota es la pérdida de la memoria, sobre todo con olvidos de cosas que pasaron recientemente. La memoria del pasado remoto, la niñez, la juventud, y lo que pasó hace años, se conserva hasta estadios avanzados de la enfermedad.

En la esfera de la conducta, el enfermo de Alzheimer puede mostrarse apático, deja de importarle cosas o personas a las cuales anteriormente era muy apegado. También puede sufrir cambios de personalidad, puede volverse agitado e irritable, caminar de un lado al otro constantemente.

En la esfera funcional, las actividades de la vida diaria se van afectando progresivamente. Primero, pero con variedad según el paciente, se ven afectadas las relaciones sociales y la actividad laboral.

Luego el paciente comienza a tener problemas con el manejo de equipos y objetos domésticos, el manejo del dinero, la cocina y el cuidado del hogar. Finalmente, se alteran otras actividades básicas de la vida diaria como la higiene personal, el vestirse, la alimentación y el control de sus necesidades personales, como ir al baño.

Dijimos que la enfermedad de Alzheimer comienza imperceptiblemente, con unos pequeños olvidos que al principio no parecen importantes:

ES NECESARIO ACLARAR QUE NO TODOS LOS TRASTORNOS DE LA MEMORIA SIGNIFICAN EL COMIENZO DE LA ENFERMEDAD DE ALZHEIMER.

Existen varias enfermedades curables que también producen trastornos de la memoria y demencia. También algunas medicinas afectan la memoria y producen confusión (más adelante hablaremos sobre ello). Asimismo, existen los olvidos benignos, esos olvidos que en mayor o menor medida todos sufrimos. Sin embargo, los olvidos de la enfermedad de Alzheimer tienen sus propias características, que más adelante aprenderemos a reconocer.

¿Por qué al enfermo le diagnostican demencia? ¿Qué es la demencia?

La demencia no es una enfermedad, sino un conjunto de síntomas de algunas enfermedades del cerebro, la más común de ellas es la enfermedad de Alzheimer.

Demencia es la pérdida progresiva de las funciones intelectuales debido a daños sufridos, como accidentes o enfermedades.

Diario de María
El viaje al olvido...

3/28

*Sí. Agarré todo lo que me importaba y me fui.
Pasé el viernes entero llenando mi carro de
cosas y descargándolo en un apartamento que
compramos, cerca de aquí. Lo único que no
mudé de la oficina fueron los libros, gracias
a Dios, porque son cientos de ellos.
Después de haberme pasado el día cargando
y descargando cosas, conectando y
desconectando aparatos, me senté en medio
de la sala vacía y escuché el silencio... y el
alma se me fue encogiendo, y miré todo lo
que tenía que hacer para volver a poner mi
vida en orden y el frío de las losas del piso
me fue entrando por las piernas y el cuello
se me puso tenso que parecía que se me iba
a reventar, porque de pronto, después de
todo ese trabajo, no podía recordar por qué
tenía que mudarme, dejar, abandonar para
siempre, al amor de mi vida, a ese hombre con
cara de ángel que lo único que ha hecho
desde que me conoció ha sido amarme
y tratar de comprenderme...
El pobre, trata siempre de complacerme...
    ¿Por qué yo que tenía que irme y dejarlo?*

(Continúa)

Cuando un neurólogo sospecha que una persona sufre demencia le hace una variedad de pruebas y exámenes, de los que vamos a hablar más adelante. Pero antes, veamos cuáles son los síntomas que le hace sospechar al neurólogo, que se trata de Alzheimer.

Como en el casos de Margarita, la persona que ha sido diagnosticada con demencia del tipo Alzheimer, sufre de:

-Alteración de la memoria
-Problemas con el lenguaje y la comunicación
-Problemas de razonamiento.

Sin embargo, para que se produzca el diagnóstico de demencia, los problemas de memoria, lenguaje y razonamiento deben de ser suficientemente intensos como para que la persona confronte problemas en las actividades de la vida diaria.

Diario de María
El viaje al olvido...

3/29

Sentada allí, en medio de la sala vacía,
decidí no reconocer que no recordaba por qué
lo abandonaba, y cuando regresé a la casa
por la noche le confesé que ya no me quería ir.
Me costó trabajo. Me sentí estúpida. Pasamos
un día de perros los dos. Dice Alberto que
cuando entró a mi oficina vacía sintió que
el alma se le retorcía... Siempre me toma en serio.
No se cómo no ha aprendido que yo hago cosas de
locos, como eso, de mudarme sin más acá ni
más allá. Pero la verdad es que nunca había
llegado a tanto. Nunca me había ido así,
ni lo había amenazado con dejarlo.
"Esta vez había algo definitivo y distinto en
tu forma de actuar", me dijo.
Yo también me sentí distinta... y vacía,
como la oficina. Así que hice de tripas corazón
y volví a traerlo todo, por la noche, yo sola
cargué todo de nuevo varias veces en el carro,
y lo descargué en la casa, avergonzada y con
el rabo entre las piernas, pero no le pedí ayuda...
tampoco él me la ofreció.

(Continúa)

Capítulo -2- Trucos y Tratos

Cómo manejar el comportamiento
de los enfermos

Cada paciente con Alzheimer tiene necesidades específicas según la etapa de la enfermedad en que se encuentra y sus condiciones particulares. El cuidador es el mejor especialista en el manejo del Alzheimer. Nadie conoce al enfermo como la persona que le cuida diariamente.

Muchos síntomas de la enfermedad pueden ser manejados por el cuidador, a quien le ha costado sangre, sudor y lagrimas aprender a tratar las distintas situaciones con inteligencia y perspicacia. Existen muchas estrategias que los cuidadores utilizan para mejor manejar el comportamiento y los síntomas de los enfermos.

Es necesario aclarar que las estrategias, trucos y tratos que relacionamos a continuación no tienen que funcionar obligatoriamente en todos los enfermos, pero su cuidador puede adaptar las ideas que damos como mejor crea.

Sin embargo, sí funcionan para la mayoría de las personas y el conocer las distintas estrategias ha constituido una diferencia grande en el tipo de vida que llevan estos cuidadores.

Recuerde: Alzheimer es una enfermedad progresiva, lo que quiere decir que el paciente poco a poco irá empeorando. Los síntomas de cada paciente variarán y requerirán estrategias específicas y adaptadas individualmente. No espere que sea el paciente quien se adapte a sus necesidades. El no podrá hacerlo. Las estrategias de manejo de síntomas implican con frecuencia la necesidad de adaptar el ambiente alrededor del paciente para asegurar su seguridad y comodidad.

Lo más importante es recordar siempre que a una persona con demencia nunca se le debe dejar sola. La persona debe ser cuidada como se cuida a un niño pequeño. Cuando la enfermedad avanza, no se les debe dejar vagar solos, ya que pueden hacerse daño, o perderse. Los siguientes consejos generales le ayudarán a vivir una vida más aceptable:

La frustración. La frustración es algo que los cuidadores viven a diario. El enfermo de Alzheimer ha perdido su habilidad de reconocer cuando otros se sienten frustrados. Manténgase calmado. Evite demostrar delante del paciente que se siente frustrado.

Un ambiente tranquilo. El enfermo de Alzheimer se puede agitar fácilmente porque ellos no pueden comprender siempre lo que está pasando a su alrededor. Evite los ruidos fuertes, los lugares demasiado concurridos y donde hay demasiadas personas hablando a la vez.

Decida si quiere ignorar el síntoma: algunos síntomas no son peligrosos, sino molestos para el cuidador, este tipo de síntomas pueden ser ignorados. Por ejemplo, si el paciente cree que las personas en la televisión le están hablando y él le contesta, o discute con ellos, el cuidador puede ignorar la situación o simplemente distraerle y apagar la televisión.

Patrones de conducta: Recuerde qué estaba sucediendo cuando el síntoma comenzó, quién estaba allí, qué le pasó al paciente y cómo otros respondieron. La idea es que usted sepa si es un patrón de conducta que se repite para evitarlo en el futuro.

Incomodidad física: muchas veces los pacientes tienen dificultad al expresar cuando tienen un dolor, están fatigados o se sienten incómodos. Puede ser que estén mojados y cambiarle el pañal resolvería el problema de inmediato.

Problemas médicos: muchos síntomas pueden ser causados por problemas médicos, como por ejemplo, la paciente que insiste en quitarse la ropa interior podría estar sufriendo alguna infección urinaria o vaginal.

Lenguaje y comunicación

Lenguaje. Después de los retos que nos presenta la memoria en las personas afectadas con la enfermedad de Alzheimer, los desafíos del lenguaje son la segunda manifestación más problemática en la fase temprana de la enfermedad.

El déficit del lenguaje comienza a evidenciarse desde antes de ser diagnosticada la enfermedad, pero generalmente tanto la persona afectada como los familiares piensan que son simples problemas de memoria.

En el Alzheimer, el funcionamiento del lenguaje no se ve tan afectado en los primeros tiempos de la enfermedad, pero es probable que comience a declinar sustancialmente a mediados y sobre todo durante la última etapa, cuando el paciente comenzará a confrontar cada vez más dificultad con la expresión y la fluidez del lenguaje, así como el nombramiento de los objetos.

En las fases intermedias, el habla se hace ininteligible debido a la incapacidad de encontrar las palabras, el paciente tiene gran dificultad para hablar en oraciones completas. Este también perderá la habilidad para la escritura.

La *afasia* o *disfasia* afecta tanto la capacidad de expresarse como la de comprensión del paciente.

Diario de María
El viaje al olvido...

3/30

Así estaría de confundido y encabronado, aunque no me echó nada en cara. Solo me miró en silencio. Se estaba haciendo el que veía la televisión mientras leía entre los comerciales, como siempre hace, pero yo sé que me estaba mirando con el rabillo del ojo y que se estaba tratando de pegar al asiento para no levantarse y venir a ayudarme.

Sigo sin recordar por qué fue la pelea. La verdad, en el fondo no recuerdo por qué una simple discusión escaló a un problema de tal envergadura. ¡Pensar que no sólo estuve dispuesta a irme de la casa y dejarlo, sino que lo hice! Me fui. Lo dejé todo, sin importarme sentimientos, ni bienes... Y ahora necesito saber qué fue lo que pasó.

Y lo que más me intriga es que él está actuando como si me hubiera perdonado... pero no sé por qué tengo la sospecha que quizás sea yo quien debiera estarlo perdonando... porque creo que hay gato encerrado en todo este asunto. Siento que algo que él dijo o hizo me hirió en lo más hondo, pero no puedo recordar qué.

(Continúa)

Todos estos síntomas son algunas de las causas de las dificultades que encuentra el paciente para comunicar sus deseos y necesidades diarias. En estadios más avanzados, aparecen otras alteraciones del lenguaje, como:

Ecolalia, tendencia a la repetición de palabras y frases.

Palilalia, repetición compulsiva de ciertas palabras.

Logoclonía, repetición de la sílaba final de una palabra.

En los estadios finales, el paciente llega al mutismo, se vuelve incapaz de pronunciar más de una palabra. La comprensión y la expresión serán dificultosas, por lo que la comunicación de simples necesidades es imposible.

En la escritura, se observa inicialmente las faltas de ortografía y cambios en la grafía. En la lectura hay problemas de comprensión y más adelante omisiones, substituciones y errores tales como saltar líneas o inicio de la lectura en la mitad del párrafo.

La ausencia de comprensión del material escrito es directamente proporcional al desarrollo de la demencia.

Comunicación. La palabra comunicación viene del latín *"communicare"*, que quiere decir "poner en común", "compartir algo". Para sobrevivir los seres humanos tienen que comunicarse entre sí, para saber sobre sus necesidades y preferencias.

Los animales también se comunican entre ellos. Existe muchas formas de comunicación, pero las más comunes son la verbal y la no verbal.

Los seres primitivos se comunicaban a través de gritos, gruñidos, llantos, susurros. La comunicación oral ha evolucionado hasta lo que hoy conocemos como lenguaje articulado.

Entre los sistemas de comunicación no verbal tenemos el lenguaje corporal, gestos, movimientos, tono de voz, como nos vestimos y como olemos.

Cuando tratamos de comunicarnos con un ser querido que padece Alzheimer el objetivo es hacernos entender y entender a la persona, por lo que debemos echar mano a cualquier tipo de comunicación que transmita el mensaje. Poco a poco, el cuidador y la persona con Alzheimer irán creando un código de comunicación que ellos entienden.

Cuando el enfermo no puede explicar lo que siente, o lo que le pasa, (igual que un bebé) puede llegar a la frustración, y ello explicaría los cambios de ánimo súbitos: por ejemplo, que se ría cuando no le entienden, e inmediatamente se enoje y seguidamente llore.

A través de este libro hemos visto lo que siente un enfermo cuando un día despierta y todo lo que le rodea es extraño. Recuerde, además, que el enfermo trata de comunicarse y no puede. No puede entender lo que está pasando alrededor y no puede entender por qué se siente así. En esa situación es lógico que se sienta asustada/o y frustrada/o.

Aprender a comunicarnos con el paciente hace la vida de todos más fácil y evita grandes frustraciones y ulteriores problemas.

Algo que los cuidadores debemos siempre tener en cuenta es que lo último que pierde el enfermo es la parte emotiva.

Por eso aún puede sentir miedo, o asustarse cuando alguien le habla fuerte. El enfermo no pueda decir lo que le pasa o le molesta, o le preocupa, pero puede sentir la energía que proyectan los que le rodean, puede leer el lenguaje del cuerpo de sus cuidadores y puede entender su actitud.

Tenga cuidado con lo que su rostro y su cuerpo están diciéndole al enfermo. Si le habla alto, él pensará que usted está enojada y puede reaccionar con un ataque de pánico.

Sonría siempre que hable con él, manténgase relajado. Si él/ella le ve tenso, se pondrá tenso y nervioso a su vez. Su tensión le dirá que algo anda mal y ello lógicamente le pondrá nervioso.

Cómo mejorar la comunicación con el enfermo

Cuando se comunique con su ser querido dele suficiente tiempo para que este procese la información y de tiempo para que responda. No trate de sacarle las palabras de la boca.

¿Qué es la "validación?

Perder la mente, es perder lo más preciado que tiene el ser humano. El paciente de Alzheimer, sobre todo en las primeras etapas de la enfermedad, se vuelve muy inseguro, con toda razón. Por eso es importante que el cuidador, los amigos, la familia y todos los que están en contacto con él, ofrezcan **validez** a lo que él o ella dice. Si él dice que el cielo es verde, usted NO se lo discute, aunque sepa que no es cierto.

Todo el mundo necesita que sus opiniones sean validadas, pero el enfermo de Alzheimer puede perder los estribos si usted niega o discute lo que él acaba de afirmar. Discutir con un paciente puede llevarle a la frustración, la cólera y hasta al arrebato.

La validación le hace saber al paciente que le escuchamos, que le tomamos en cuenta y que le vemos como un ser humano con sus propias opiniones.

Validar las opiniones de alguien no significa que usted está de acuerdo, significa que usted ha oído y entendido lo que se está diciendo. Por ejemplo, su ser querido quiere llamar por teléfono a su madre que murió hace muchos años. Usted necesita mirar más allá de ese hecho específico, imposible de complacer. Usted debe pensar que, tal vez, lo que el paciente está tratando de decir es que se siente inseguro, o extraña su vida anterior, o se siente abandonado, o tiene miedo.

Diario de María
El viaje al olvido...

4/1

Ya volví a organizar mi oficina, más o
menos. He tratado de aprovechar que
lo moví todo para organizar cada cosa de
manera que todo tenga un lugar, pero no he
podido recordar donde puse el aparatico
donde grabé lo que tengo escrito. Eso me
pone muy ansiosa, porque si pierdo eso, es
como si perdiera la vida. Era una novela
de amor que estaba escribiendo sobre Alberto
y yo, sobre nuestro amor. El sabía que yo estaba
escribiendo una novela, pero no sabía
sobre qué. Yo quería dársela de regalo
un día de nuestro aniversario, como muestra
de que sí veía y sí comprendía cada detalle y
cada muestra de su amor inagotable. Y ahora
lo he perdido todo. ¿Cómo puedo re-escribir
todo lo que había escrito? Eran sólo treinta
paginas, creo, y se que me gustaban mucho,
pero últimamente escribía una página y
cuando la leía era como si la hubiera escrito
otra persona, no la reconocía. Eso me ha ido
poniendo nerviosa, aunque de cierta manera
me gustaba, porque veía lo escrito con ojos
nuevos y podía ser más crítica.

(Continúa)

Hay muchas formas de contestar a esa petición: usted podría sacar el álbum de fotos familiares y ponerse a verlas con él o ella. O podría decirle:

-Sí, yo también la extraño. Siempre recuerdo cuando íbamos al parque…

O podría decir: "Nadie cocinaba como ella ¿no es cierto?

Estas respuestas validan las palabras del paciente, sin hacerle sentir inadecuado o estúpido por recordar a su madre, o cualquier otro ser querido que haya muerto.

En cualquier caso no niegue lo que en enfermo esta diciendo.

Si usted le respondiera:

"Oh, mi amor ¿no te acuerdas que tu mama murió hace diez años?" Le estará haciendo sentir estúpido porque no recuerda ese hecho, pero peor aún, le estará haciendo pasar de nuevo por el dolor de haber perdido a su madre. No olvide que él no recuerda que su madre murió, por lo tanto es como si se le diera de nuevo la mala noticia.

Ello podría traer nuevos problemas cuando su ser querido comience a preguntar: ¿está muerta? ¿Y cómo murió? ¿Y por qué no me dijeron nada? ¿Por qué me tratan como si yo fuera una cosa y nunca me dicen nada?

No sólo está sufriendo de nuevo la muerte de su madre, sino que ahora siente que no se le toma en cuenta y que no se le respeta, que se le ha abandonado.

El recordar el pasado también valida la idea de quienes son. Recuerde que ellos están perdiendo la identidad por momentos. Y todo el mundo necesita saber quien es.

A veces no hay manera de quedar bien con el enfermo

Por ejemplo, al principio de su enfermedad, mi hermana se quejaba un día de su mala suerte al desarrollar la enfermedad y hablaba de su mala suerte al perder la memoria. Tratando de apoyarla y comprender su situación, yo le respondí:

-Sí, entiendo como te sientes.

Y ella se enfureció:

-¿Que entiendes cómo me siento? -me respondió furiosa-. ¿Cómo puedes entender lo que yo siento? Y empezó a dar gritos histéricos y a llorar, con la cara roja de ira.

En sus ojos vi la desesperación y ese día comprendí que ese arrebato de cólera eran las palabras que su cerebro trataba de encontrar infructuosamente y lo que, con razón, estaba queriendo decirme era:

"¿Cuántas veces al día tratas de hacer algo y no puedes porque has olvidado como hacerlo? ¿Cuántas veces al día quieres decir algo y te salen otras palabras? ¿Cuántas veces ves la compasión o la burla en la mirada de la gente? ¿Cuántas veces quisieras meterte en un hueco y desaparecer para huir de la confusión, de la frustración, de la vergüenza, del miedo de no saber quien eres ni donde estás, ni quien te quiere, ni quien quiere hacerte daño?"

Hoy en día, mi respuesta hubiera sido, quizás, mover la cabeza en señal de comprensión. O tal vez, con cuidado, cambiar la conversación y dirigir su atención a otro tema.

Sí, por mucho que el cuidador trate, a veces es imposible hacerle sentir mejor. El consuelo está en el tratar, al menos tratar, de hacerles la vida más llevadera.

En la mayor parte de los casos, el saber los distintas tipos de estrategias para comunicarse y manejar sus conductas hace la diferencia como de la noche al día.

Otro ejemplo donde sí funcionó la validación fue un día que mi hermana me dijo que se estaba volviendo estúpida porque se le quemaba siempre el pan en la tostadora. Yo le respondí: eso siempre me pasa a mi también, yo creo que es la tostadora que está funcionando mal, vamos a tener que cambiarla pronto.

Esta vez quedó contenta al pensar que no era ella, sino el aparato que no estaba funcionando. Por suerte, la mala memoria del paciente ayuda muchísimo al cuidador, porque ella nunca más se acordó de mi promesa de comprar otra tostadora.

La idea de la validación es ocuparse del sentimiento que en ese momento molesta al ser querido, no lo que él ha dicho. Lo que queremos NO es hacerle razonar ni demostrarle que está equivocado. ¿A quién estamos ayudando cuando le demostramos que ya no puede hacer nada? A nadie, estamos haciendo las cosas más difíciles para nosotros y para el enfermo.

Como cuidador, su objetivo es hacer que su ser querido se sienta seguro, tranquilo y en paz. Es lo mínimo que se merece el enfermo y es lo mínimo que usted se merece. Para conseguirlo sólo hace falta aprender las técnicas y llevarlas a la práctica.

Como darle instrucciones al paciente

La capacidad de comprensión de su familiar se ha reducido. Cuando usted necesite comunicarse con él para darle alguna instrucción o pedirle que haga algo, siga los consejos siguientes:

Nunca le de instrucciones complicadas. Hágalo paso por paso. Por ejemplo:

Nunca diga: "Mi amor, busca la ropa que te vas a poner hoy, y después vamos para que te bañes porque hoy viene a almorzar con nosotros tu hermano José con su esposa y sus hijos".

Mejor dígale: "Mi amor, vamos a escoger la ropa que te vas a poner hoy".

Cuando ya tenga la ropa seleccionada (con su ayuda si es necesario) entonces le da la siguiente instrucción: "Ahora vamos para que te bañes".

Cuando usted crea conveniente, pero no mezclándolo con ninguna instrucción, entonces le habla sobre la visita de su hermano y la familia.

Diario de María
El viaje al olvido...

4/3

Acabo de recordar por qué me había peleado con Alberto. Todo comenzó porque habíamos decidido separar la oficina para que cada uno tuviera su espacio. Antes estábamos encaramados el uno encima del otro, casi, y no podíamos movernos ni concentrarnos en lo que cada uno estaba haciendo, total para no estar tan separados, y casi llegamos a separarnos de verdad.

Alberto estaba mudando su oficina para otro cuarto, pero tenía muchos problemas con la conexión de las computadoras, porque la de él tenía que ir wireless... ¿cómo se dice en español? Bueno, sin cables. El hizo la conexión de su computadora personal sin problemas, pero yo estaba trabada con mi Macintosh. El no sabe nada de la Mac así que no podía ayudarme. No podíamos conectarnos a la Internet y después de varios intentos me echó en cara que yo no hubiera aprendido a lidiar con mi propia computadora... Hace como un año compramos la Mac para mí, y todavía no he tenido tiempo de conocerla.

(Continúa)

Cómo dirigirse al paciente

Nunca lo toque por detrás, sorpresivamente, ni le hable cuando esté de espalda. Las personas con Alzheimer avanzado pueden no entender las palabras que usted está diciendo, pero van a responder a la emoción que hay en ellas. Exactamente igual que un bebé.

Cuando mis hermanas y yo éramos unas niñas, nos divertíamos con un experimento que hacíamos con mi hermano menor, que entonces era un bebé precioso. Nosotros le decíamos: *"¡Niño lindo, encantador, te quiero mucho!"*. Pero se lo decíamos de una manera dura y seria, y él se ponía a llorar a moco tendido.

Entonces le decíamos con una voz dulce y cariñosa: *"Qué niño tan bobo y tan feo, y tan gordo y tan pesado"*… y él se volvía un merengue y reía y se mostraba feliz.

Nosotras entonces lo hacíamos porque nos parecía divertido y no sabíamos que estábamos probando que el cerebro de un bebé (aún no desarrollado) va a responder al tono con que se le hable, no a las palabras en sí. Lo mismo pasa con los pacientes con Alzheimer.

Los siguientes consejos son aplicables para los enfermos con demencia en cualquier etapa que se encuentren:

-Cuando se vaya a dirigir a él o ella, primero mencione su nombre. Después diga lo que quiere decirle.

-Acérquese despacio y suavemente.

-Colóquese frente a él para hablarle.

-Use un tono de voz suave y hable sonriendo.

-Mírele a los ojos. Si él o ella está sentado o acostado, baje hasta su nivel. No le hable desde arriba, el se sentirá amenazado.

-Hable despacio, pronuncie las palabras claramente.

—Dele las instrucciones, como ya vimos, una por una.

Cuando el paciente se niega a cooperar

Hace poco escuché a un cuidador diciendo lo siguiente:

"¿Resistirse a bañarse? No, no, no, ella sabe más que eso. Cuando yo digo a bañarse, es a bañarse, quiéralo o no, porque aquí el que manda soy yo".

Con esa actitud, imagino que en esa casa no hay mucha paz, porque mientras más duro sea usted con el paciente, más resistencia, o miedo, opondrá este.

Los cuidadores tienen que saber que muchas veces, cuando el ser querido se resiste a cumplir una instrucción, ya sea bañarse, o cepillarse los dientes, siempre hay alguna razón detrás de su conducta.

En algunos casos ellos están realmente luchando por preservar algo de su independencia, que es para ellos también su dignidad.

Nosotros los cuidadores debemos siempre ponernos en su lugar y tener en mente el océano de confusión en el que nada una persona que olvida todo y no comprende lo que está pasando a su alrededor.

El secreto es el siguiente: evite llegar a la situación en la que el enfermo se resista a hacer algo. La negación a bañarse, o comer, o peinarse puede deberse a que el paciente no sabe como hacerlo y tiene miedo que algo le salga mal de nuevo. Con la enfermedad ellos NO pierden el orgullo, sobre todo al principio, y muchas veces les da vergüenza fallar repetidamente.

Otra razón por la que pudieran negarse a cooperar es cuando ellos no entienden lo que se les pide que hagan.

Si se les apura, o el cuidador pierde la paciencia, y lo trata rudamente, el paciente puede también tener una reacción negativa y rehusar cooperar.

El enfermo también puede tenerle miedo al agua, o sentir vergüenza de que le vean desnudo.

SIEMPRE RECUERDE:

- El paciente con Alzheimer no puede expresar lo que siente, ni siempre puede siempre comprender lo que usted le dice.
- Olvida enseguida lo que se le dice.
- Repite la misma pregunta constantemente.
- Se inventa historias para compensar sus deficiencias y las cuenta como si fueran ciertas. No es que esté mintiendo.
- A veces no recuerda quien es, o no reconoce a sus seres queridos.

NUNCA OLVIDE:

- Que su ser querido no lo hace para molestarle, sino porque está enfermo.
- Llamarle por su nombre.
- No hable nunca delante de él como si no estuviera.
- Háblele de frente, mirándole a la cara.
- Nunca le hable desde arriba, baje a su altura.
- Hable de temas agradables.
- El pasado es para ellos importante porque es lo único que recuerdan. Permítale hablar del pasado todo lo que desee, aunque se repita constantemente.
- No le hable como si fuera un bebé, el a veces actúa como un niño, pero es un adulto.
- No le hable entre dientes. Hable claro, no le grite.
- No le de ordenes negativas. Use lo menos posible la palabra NO. Por ejemplo, en vez de decirle: "¡No te vayas del cuarto!" Es mejor decir: "Quédate en el cuarto por un rato."

Otro ejemplo:

Alicia y Juan están sentados a la mesa. Alicia le ordena a su esposo, que padece Alzheimer:

"¡No toques la comida con las manos!".

Lo que es incorrecto. Ella debería haber dicho (poniéndole la cuchara en la mano): "Toma la cuchara y lleva la comida a la boca, así... ¿Verdad que esta deliciosa?"

Simplifique, simplifique, simplifique:

Haga preguntas sencillas, pero siempre que pueda, sustituya la pregunta por la acción. Por ejemplo, en vez de decir: "¿qué quieres, una banana o una pera?" Mejor pregunte: "¿quieres una banana?"

Y mucho mejor aún es decirle: "Mira, cómete esta banana, está deliciosa."

Evite hacer que la persona tenga que escoger, ello es muy difícil para el enfermo.

Si el enfermo quiere decirle algo, pero no recuerda el nombre de un objeto, pídale que se lo señale con la mano.

Si su ser querido le dice "agua" "baño", usted no sabrá si quiere ir al baño, o si quiere tomar agua. Es posible que no recuerde la palabra orinar y en su lugar diga "agua". Usted puede preguntarle lo que quiere: "¿Quieres ir al baño? o ¿Quieres tomar agua? Compruebe que le ha entendido exactamente lo que quiere. Pero nunca le diga: "¿Bueno, qué es lo que quieres, ir al baño o tomar agua? ¿Te peinas o te haces papelillos?"

En vez de decirle: "¿Quieres salir a caminar?"

Mejor dígale: "¡Vamos a caminar un rato, el día esta lindísimo!"

O mejor: "Acompáñame a caminar un rato, tengo ganas de estirar las piernas."   Cuando le hace la pregunta, el enfermo tiene que hacer una decisión y ello le resulta muy difícil. Siempre que pueda, evítele la frustración de las decisiones.

En vez de decirle: "Ve a bañarte y después busca la ropa que te vas a poner que están en el escaparate que está en el segundo cuarto a la izquierda…"

Ese es un galimatías que ni los más sanos podemos seguir.

Mejor dígale, paso por paso: "Vamos para que te bañes, el agua esta tibiecita, como te gusta." Después que haya terminado de bañarse usted ha seleccionado la ropa que él se va a poner.

En vez de decirle: "¡Ahora vístete, y apúrate, no te metas toda la tarde en eso!"

Mejor dígale: (paso a paso) "Aquí están tus pantalones limpios vamos a ponértelos… y la camisa que más te gusta…" (Si necesita ayuda, ayúdelo, pero si puede hacerlo solo, déjelo que lo haga.

En vez de preguntarle: "¿Qué quisieras comer hoy?"

Mejor dígale: "Hoy vamos a comer (carne con papas), que a ti te gusta tanto."

No… No… No… No haga esto:

- No hable rápido.
- No le diga grandes parrafadas.
- No use palabras grandes, ni científicas, ni difíciles.
- No intente explicarle la lógica, ni hacerle razonar.
- Si él trata de hacer un chiste, no le diga: "*¿De qué estás hablando? ¡No entendí tu chiste!*" Sonría aunque no haya entendido el chiste.
- No le obligue a comunicarse cuando él o ella no se sienten comunicativos.

Diario de María
El viaje al olvido...

4/4

En el fondo, ahora lo sé, lo que me enfureció el día de la bronca fue el reconocer muy dentro de mí que me estaba costando mucho trabajo aprender a usar la nueva computadora. He estado usando la Internet, el correo electrónico y el programa Word para escribir, pero nada más.

Digo que no tengo tiempo, pero lo que tengo es miedo de no poder con ella, porque las instrucciones están escritas como en un idioma que ya no comprendo... Y después veo a otra gente de mi edad que no tenía tantos problemas con ella, y empezaba a sospechar que no era la Mac, sino yo. Eso me fue poniendo nerviosa durante meses.

Por eso me enfurecí cuando él me echó en cara que yo aún no supiera cosas tan simples como las conexiones. No me di cuenta de recordárselo, pero ahora recuerdo que cuando conocí a Alberto, él no sabía nada de computadoras, y fui yo quien lo introdujo en ese mundo que, dicho sea de paso, le fascinó. ¿Y ahora me saca en cara que no recuerdo cómo hacer las conexiones?

(Continúa)

- No permita que le hablen varias personas a la vez. No le regañe, no le hiera con palabras, háblele en oraciones simples, con respeto y dignidad.
- No le hable mientras camina, o dándole la espalda.
- No le discuta: si él dice que el presidente de Cuba es Bush, pregúntele "¿y es un buen presidente?"

Sí... Sí... Sí... haga esto:

- Demuéstrele amor con gestos, miradas, sonrisas y hechos (sin exagerar ni volverse muy empalagoso).
- Mantenga su interés en la conversación y demuéstrele que está diciendo algo que vale la pena oír.
- Anímele en todo lo que haga, entusiásmelo y hágale saber que lo esta haciendo muy bien, aunque no sea cierto. Esto es importante para su autoestima.
- Respete sus silencios.
- Póngase en los zapatos del enfermo para comprenderle mejor.
- De tiempo a que reflexione.
- Asienta con la cabeza.
- Responda con calma cada vez que le repita la misma pregunta.
- Incluya en su conversación información que ayude a la persona a ubicarse: dónde está; quienes están con ustedes en ese momento. Ello les da seguridad y le quita un poco de confusión.

Nunca... Nunca... Nunca...

Le pregunte si recuerda algo o a alguien... ¿Recuerda?... La memoria es su principal problema, no le ponga en un apuro, no le avergüence.

En vez de preguntarle: "¿Recuerdas a tu amiga Sofía?"

Mejor dígale: "Aquí esta tu amiga Sofía, que vino a verte."

Evite preguntas como:

¿Cuándo fuiste…?

¿Cuánto tiempo hace que…?

¿Cómo se llama…?

¿Recuerdas que…?

Cuando las palabras sobran…

La comunicación eficaz con el paciente depende de la etapa en la que este se encuentra. Al principio, es necesario que a pesar de los problemas de memoria se le tome en cuenta y se le haga formar parte de las decisiones importantes. Aunque esto también tiene un límite porque hay decisiones que le ponen ansioso y nervioso. En ese caso yo personalmente he preferido ahorrarle a mi hermana ese tipo de problemas.

Cuando el paciente entra en las últimas etapas de la enfermedad las frases se tienen que acortar al mínimo y tenemos que comenzar a hablar con gestos, mímicas y expresiones que le demuestren al enfermo lo que estamos diciendo.

La Asociación de Alzheimer asegura que los enfermos comprenden el lenguaje no verbal hasta el último momento, así como las manifestaciones emocionales: un beso, una caricia. Según esto, en las últimas fases, una sonrisa o una caricia son el único medio de relación y comunicación con el enfermo. Tomarle la mano, el brazo, la cintura o el hombro, hacen que el enfermo se sienta más seguro y querido.

Y por último, recuerde que usted es un ser humano y que la paciencia a veces se agota. Recuerde que usted necesita a veces pedir ayuda y tiene que alejarse del enfermo en ocasiones, por mucho que le quiera. Su salud es muy importante.

Capítulo -3- Conductas características: crear una estrategia segura

Todas las personas afectadas por el Alzheimer en algún momento del desarrollo de la enfermedad exhiben conductas características para las cuales el cuidador debe estar listo y haber preparado una estrategia segura.

La buena noticia es que esas conductas son tan características que han sido estudiadas y existen guías y normas, que cuando son seguidas por el cuidador, no llegan a convertirse en un problema mayor.

Entre las conductas características del Alzheimer se encuentra el deambular y el constante caminar de un lado al otro, la cólera y la depresión, el sentirse agitados al caer el día, los desórdenes del sueño, la incontinencia urinaria y fecal, la agitación, la repetición de palabras y frases, o la repetición de las acciones, revolver y esconder cosas, paranoia y alucinaciones, negarse a bañarse o vestirse, conductas inapropiadas socialmente, reacciones agresivas.

La Causa de cada conducta

Como dijimos anteriormente, todas las conductas tienen una causa, aunque a veces la causa no esté clara. En muchas ocasiones los problemas de la memoria provocan actitudes que parecen ilógicas, pero que si se observan con atención y conocimiento, nos damos cuenta que tienen una lógica aplastante basados en lo que está viviendo el enfermo. Por ejemplo, si una persona se encuentra de pronto en un lugar que no conoce y entre extraños, es lógico que se sienta atemorizado y que si alguien le sujeta los brazos piense que quieren inmovilizarle para

Diario de María
El viaje al olvido...

4/6

Ello me sacó de mis cabales, pero más
que todo me hizo comprender por primera
vez que estaba confrontando problemas de
memoria que me están haciendo la vida muy
difícil, y además, cada vez me cuesta más
trabajo ocultarlo. Comprender que la
capacidad mental me está fallando es casi lo
último que yo podía soportar.

Sí, siempre pensé que si algo valía la pena
reciclar de mi vida, era mi cerebro. No poseo
grandes talentos, no soy una buena bailadora,
ni se cantar. Lo único que tenía era mi
cerebro. Tampoco porque fuera algo del otro
mundo, pero podía confiar en él. Yo me sentía
ser humano porque tenía cerebro y podía
pensar, distinguir, evaluar, analizar... tomar
decisiones. Ello me diferenciaba de los
animales. Ello me convertía en algo
especial, la especie privilegiada, más
avanzada, más compleja en el reino animal.
Es lo único que me importaba: la belleza
pasa, el dinero y las posesiones siempre me
tuvieron sin cuidado, pero mi cerebro...
ese era el que me diferenciaba de los
monos... y de algunas personas, claro.

(Continúa)

hacerle daño. El reto para el cuidador es determinar qué causa la conducta, para entonces actuar de acuerdo a ello.

Al tratar de determinar la causa, o causas de la conducta, el cuidador debe primero definir la conducta misma, después de definida, debe determinar la posible solución y por ultimo tomar acción para resolverla.

Hay conductas cuyas causas son muy fáciles de definir, y no suponen un peligro para el enfermo ni para el cuidador. En ese caso el cuidador puede determinar que no tomará ninguna acción.

En otros casos, la conducta no implica peligro, pero irrita al cuidador, por lo que este debe tomar acción.

Para tomar acción, el cuidador debe entender y saber todo lo que pueda sobre la conducta determinada: cómo se presenta la conducta, a qué hora, quienes estaban presentes, qué pasó justo antes de que comenzara la conducta, con qué frecuencia sucede, cuál es la posible causa. La conducta específica ¿presenta un peligro para el enfermo, para el cuidador o para otras personas?

El cuidador debe hacerse todas estas preguntas, y quizás hasta tener un diario y apuntar todas sus observaciones, para saber si es que alguien o algo pone nervioso al enfermo, o a determinada hora él siente hambre o deseos de ir al baño.

Y cuando el cuidador haya entendido perfectamente la conducta, entonces puede empezar a pensar en las distintas soluciones.

Algunas soluciones a problemas serán fáciles, como por ejemplo, a las 12:30 p.m. el enfermo comienza a caminar de un lado al otro en la casa. La solución puede ser que ya tiene hambre y quiere su almuerzo.

Otro problemas más difícil de definir podría ser uno que confrontamos con mi hermana: a las seis de la tarde todos los días ella comenzaba a pasear de un lado al otro, muy ansiosa, pasándose las manos con fuerza por el pelo y metiéndose los dedos en los oídos.

Nosotros estudiamos todas las posibles causas y después de descartamos muchas, nos dimos cuenta que un vecino comenzaba a martillar en el techo de su casa cuando regresaba del trabajo porque estaba arreglándolo.

La solución: Nosotros no podíamos ordenarle al vecino que no se subiera al techo y no hiciera ruidos al regresar del trabajo, pero decidimos invitar a mi hermana a dar una caminata y cuando regresábamos ya el hombre se había bajado del techo.

Muchas veces no es tan fácil encontrar la solución

A veces uno prueba una y otra solución hasta que acierta. Por momentos, uno se rompe la cabeza pensando y la solución es más fácil de lo que uno cree. La experiencia y la información ayudan mucho. Tenga una libreta especialmente dedicada a sus apuntes y anote sus experiencias y sus hallazgos, recuerde, usted es el especialista y su experiencia podría ayudar a otros cuidadores. Compártala con ellos.

Deambular

La mayoría de los libros de texto traducen la palabra "wandering" como "vagabundeo".

Yo prefiero traducirlo como "deambular" que ha sido definido por la Real Academia de la Lengua Española como la acción de andar o caminar sin dirección determinada.

Por su parte, el "vagabundeo" es definido como el andar errante de un lado a otro, de un vagabundo, o sea, persona ociosa u holgazana que anda de un lado a otro porque no tiene oficio ni domicilio.

¿Por qué deambula el enfermo?

A veces el enfermo cree que tiene que salir a buscar algo, y aunque no recuerda qué, sale a la calle en su busca. Porque también ha perdido su sentido de la orientación, se pierde fácilmente y continúa caminando tratando de encontrar un lugar o algo, aunque no sepa lo que es.

En el caso específico de mi hermana, ella estaba obsesionada con el trabajo, y como siempre fue muy responsable, muchas veces, a cualquier hora, pensaba que tenía que irse al trabajo.

A veces es una válvula de escape a la angustia que sienten. Un enfermo que se siente incómodo, comienza a caminar, y si nadie lo ve, sigue caminando hasta que se pierde.

En otros casos es confusión de lugar. Por ejemplo, el enfermo desea ir al baño, pero olvida el camino y sale por equivocación por una puerta de la calle, terminando por perderse.

Otras veces, la acción de irse de la casa puede ser una idea fija, o algo que quiere o necesita conseguir el enfermo y no sabe como comunicarlo a los que le cuidan, entonces sale a buscarlo.

El enfermo puede deambular por innumerables otras rezones. Por ejemplo, puede tener hambre y perderse al tratar de ir a la cocina. Puede sentirse asustado por algún ruido desconocido y huir tratando de ponerse a salvo.

En cualquier circunstancia, el cuidador debe pensar en las posibles razones particulares por las que su ser querido deambula, y una vez que comprenda las causas será más fácil ponerle remedio.

El deambular puede resultar peligroso. Si el enfermo se va a la calle puede ser atropellado por un auto o abusado por cualquier criminal que se de cuenta que la persona no sabe lo que está haciendo. Cuando el cuidador sabe donde está, o adonde va el enfermo, el deambular no tiene que ser peligroso. Por ejemplo, mi hermana y mi madre vivían en una comunidad cercada que es bastante segura y tiene poco tráfico. Que mi hermana saliera a caminar no era tan peligroso como que salga un enfermo a una calle congestionada de peatones o tráfico.

Diario de María
El viaje al olvido...

4/7

Uno es su cerebro, y el ser humano avanza y evoluciona gracias a él. Las lecciones que había aprendido en la vida, por amargas que fueran, valían la pena, porque me sirvieron para aprender. Sin el beneficio del cerebro todo el sufrimiento de la vida se hace inútil. Cuando no puedo recordar, la mente se me queda en blanco, y siento que voy dejando de ser, poco a poco, es como si estuviera comenzando un viaje que no va a ninguna parte, un viaje que comienza un poquito hoy, otro poquito mañana, mostrándose insidiosamente, traicioneramente, convirtiendo en huecos negros el lugar donde antes habían vivencias, recuerdos.

Algo me ha ido comiendo la vida, mis historias, hasta que todo es vacío, noche, noche interminable.

¿Fue Descartes? Hace tantos años dijo que la prueba de su existencia estaba en su capacidad de pensar: "Pienso, luego existo". Ahora mismo yo estoy pensando, por eso sé que existo. Eso es lo que me da escalofríos, el saber que a medida que voy dejando de pensar, también voy dejando existir.

(Continúa)

¿Cómo asegurarnos que la persona no pueda salir a la calle?

Un llavín doble, con el que hay que usar una llave tanto para abrir por dentro como por fuera, puede solucionar el problema.

Nunca ponga una reja o un candado que le resulte a usted muy difícil de abrir, ya que en una emergencia todos corren peligro.

Existen pequeñas alarmas, o monitores de sonido, que le avisan en caso de que su ser querido abra la puerta.

Una cerca alrededor de la casa puede permitirle a la persona deambular con seguridad en su propio patio.

Existen puertas de seguridad que usted puede hacer instalar en las escaleras.

Explique a sus vecinos que su ser querido padece Alzheimer, porque ellos pueden llegar a ser de gran ayuda en caso de que éste escape.

Una forma de hacer más divertido el deambular es que usted comience a deambular con su ser querido.

Mi madre comenzó a pedirle a mi hermana que la acompañara a caminar todas las tardes. Ello las benefició a las dos y al estar cansada, mi hermana dejó de querer salir sola.

Otra cosa que puede hacer es pedir ayuda de respiro a alguna organización sin fines de lucro. En Estados Unidos, el Area Agency on Aging local debe tener varios programas de este tipo.

Un voluntario de respiro (respite en inglés) o un vecino, puede ofrecerse para llevar a su ser querido a hacer ejercicios, o yoga, o tai-chi. Cuando el enfermo se siente cansado, se le quita la idea de irse.

Usted puede invitar a su ser querido a poner señales vistosas en la puerta del baño, que le diga que ese es un baño, o en la puerta de su cuarto, poner una bonita foto de la persona durmiendo. Si usted puede hacer que su ser querido participe, y le explica para qué lo hace, tiene más probabilidades de que él o ella empiece a reconocer la señal.

Mantenga un papel con su nombre, dirección y teléfono en el bolsillo de su ser querido. Si es necesario péguelo o cóselo en el interior de su ropa.

En Estados Unidos existe un programa llamado "Safe Return", de la Asociación de Alzheimer, del que hablaremos en el capítulo de *Recursos*.

Qué hacer si su ser querido desaparece

Si a pesar de todas sus precauciones, su ser querido un día desaparece como por arte de magia, no se desespere y actúe con calma, lógica y conocimientos.

1. Ante todo busque en todos los lugares de la casa y sus alrededores.

2. Revise si su ser querido se llevó un bolso, alguna cartera o maleta, dinero, tarjetas de crédito.

3. Pregúntele a los vecinos.

4. Haga cálculos para determinar cuánto tiempo hace que salió de la casa y hasta donde puede haber llegado, si va a pie, o si va en auto.

5. Si no lo encuentra en ningún lugar, y su ser querido tiene el brazalete de Safe Return, llame inmediatamente al teléfono de contacto.

6. Llame a la policía y dígales que la persona padece Alzheimer y es parte del programa Safe Return, ellos pueden hacer circular su fotografía.

7. Llame a los amigos y familiares para que ayuden en su búsqueda.

8. No olvide dejar alguien en casa, al lado del teléfono, como su coordinador de operaciones. Todos los que andan buscando pueden mantenerse en comunicación con esta persona. En caso de que aparezca, esta persona puede llamar a todos los demás.

9. Con suerte, usted finalmente encontrará a su ser querido. Cualquiera que lo encuentre debe acercarse a él o ella suavemente. El enfermo puede estar muy nervioso. No le sorprenda por detrás ni le asuste. Háblele con cariño y llámelo por su nombre. No le peleé ni le pregunte por que hizo eso, ni le diga todo por lo que ha pasado buscándole. Sonríale y échele con cuidado el brazo por los hombros. Recuerde que quizás él no le reconozca y se asuste aún más si usted se acerca bruscamente. Si la persona se niega a regresar la casa, camine junto a el o ella sin demostrar que está molesto

10. Hable de otras cosas que ella o él disfrute en su casa. Ofrézcale helado u otra chuchearía que le guste.

11. Cuando su ser querido haya regresado sano y salvo a su casa, disfrute el momento, relájese y tome medidas para que no vuelva a ocurrir. Las restricciones físicas como amarrarlo NUNCA deben utilizarse. Mantenga una foto reciente siempre a mano para en casos como este... y felicítese... usted ha conquistado otro diploma en la Universidad del Cuidador.

Diario de María
El viaje al olvido...

4/8

Por eso empezó la bronca con Alberto: fue como si me hubiera tirado a la cara un cubo de agua helada, porque el terror que empezó a entrarme tenía peste a perro muerto.

Me dio un ataque de rabia y empecé a tirar cosas, y le amenacé con irme.

El se puso tenso, pero no perdió la calma. Le miré y supe que tenía los nervios en punta:

—¡No tires las cosas, María, por favor! Me dijo con una voz profunda, de locutor. A veces le sale la voz así, cuando está muy cargado por dentro.

—¡Para de tirar cosas! —dijo y había tanta autoridad en su voz queda, que dejé de tirarlas, pero también le odié. Le odié por no abrazarme en ese momento y no protegerme. Le odié por dejarme ir, porque ya me había estado yendo desde hace tiempo, y no sabía si él había tenido los cojones de darse cuenta. Y yo... yo ahora sí tenía un duelo conmigo misma: ahora lo había enfrentado y lo sabía. Tenía que librar la batalla sola, no podía involucrarlo. Era demasiado duro. Tenía que irme. Porque no quería preguntarle si él quería participar en una batalla en la que sé que todos vamos a perder.

(Continúa)

Síndrome del atardecer

Siempre hemos oído decir que las personas aquejadas por cualquier enfermedad se sienten peor al atardecer, cuando el sol se pone. No sé cuanto de científico tiene esa afirmación, pero en la práctica creo que todos lo hemos visto y sentido personalmente, por ejemplo, cuando tenemos fiebre, o gripe, o cualquier enfermedad común, nos sentimos peor al caer el sol.

Sin embargo, cuando hablamos de un enfermo de Alzheimer imagine como se sentirá una persona que de por sí está generalmente confundida: el sol se va, las luces artificiales comienzan a encenderse, las cosas se ven distintas, hay sombras en la casa donde antes no las había, los ruidos son distintos, la televisión quizás esté encendida, se escuchan voces. El cerebro del enfermo no puede comprender y analizar cómo y por que todos esos cambios. Entonces se pone nervioso, más confundido, puede sentir miedo y se agita.

Se dice que el Síndrome del Atardecer puede comenzar en los estadios medios de la enfermedad e ir empeorando a medida que la enfermedad se desarrolla.

El síndrome preocupa y pone una carga extra en los hombros del cuidador que muchas veces no sabe qué hacer.

En el caso de mi hermana, el síndrome comenzó a mostrarse al principio de la etapa media de su enfermedad. Cuando ella regresaba del centro de cuidado diurno, como a eso de las 5 de la tarde, comía y preparaba todo para el día siguiente. Ella aún estaba bastante bien. Se acostaba a ver televisión y pronto se quedaba dormida. Entonces despertaba lo mismo a las 10 que a las 11 de la noche y se metía al baño. Se bañaba a esa hora y se vestía, diciendo que en un rato la venían a buscar par ir al centro.

La agitación del atardecer puede ocurrir al caer el sol y también a medianoche cuando el enfermo se despierta y se siente confundido en cuanto a la hora y dónde se encuentra.

Algunos especialistas piensan que el síndrome se debe a que el reloj interno del paciente ha sufrido desperfectos debido a los cambios que está sufriendo su cerebro. Otros piensan que toda agitación del paciente se debe a que quiere comunicarnos algo y no puede decirlo.

Hay otros problemas que pueden disparar el síndrome, como despertarse por tener hambre, puede tener algún dolor, miedo, deseos de ir al baño.

Más adelante vamos a dar algunas soluciones que a mi familia nos ha dado resultados y sugerencias que otros cuidadores nos han dado.

Sin embargo, si la situación se hace muy difícil y usted no puede manejarla, debería hablar con el medico, él pudiera recetarle algo para ayudarle.

¿Qué hacer para aliviar el Síndrome del Atardecer?

Recuerde que no todo funciona igual para todos los enfermos. De las sugerencias que damos debajo seleccione y pruebe algunas para ver cuáles le asientan mejor a su ser querido.

-Primero asegúrese que la agitación no es producto de algún problema médico.

-Lleve a cabo las actividades por la mañana. Generalmente los enfermos se sienten mejor y más claros durante las primeras horas del día.

-Evite darle bebidas con cafeína por la tarde.

-Trate de hacerle sentir seguro y querido.

-Asegúrese de que no tiene hambre, sed, deseos de ir al baño, que no tiene frío o calor, que hay una temperatura agradable en la casa.

-No le permita dormir demasiado por el día.

-Haga un régimen de ejercicios diarios, por la mañana, pero no le canse demasiado. Ya después de almuerzo, entre las dos y las tres de la tarde, comience a suavizar el ritmo de las actividades: nada que le excite demasiado.

-Un baño de agua tibia, si le gusta, le puede relajar.

-La música suave puede comenzar a relajarle.

-No permita visitas que le exciten, o que le asusten por la noche, aunque sean familiares que le aman.

-No le deje sólo en los momentos de agitación, pero no lo restrinja.

-Y recuerde, mantenga todo lo más simple posible: no demasiados muebles, no demasiados espejos, no demasiadas luces ni demasiada oscuridad…

Si, estamos pidiendo mucho de usted, pero recuerde que usted es el especialista, y que cuando se le acabe la paciencia sabe donde encontrar más… en su inteligencia y su corazón.

Los problemas del sueño

En la enfermedad de Alzheimer los problemas del sueño afectan tanto al paciente como al cuidador.

En el enfermo, las alteraciones del dormir pueden estar asociadas tanto a problemas fisiológicos, como a las medicinas que éste toma, así como otras patologías o problemas asociados a la enfermedad, como algún dolor que sufra.

La depresión puede alterar los patrones del sueño; el paciente podría estar mojado o incomodo, tal vez haya dormido o dormitado durante el día, quizás tome demasiada cafeína en café o refrescos, tal vez le despierte el miedo.

Son muchas las cusas que pueden interrumpir el sueño reparador. Los problemas del dormir comprometen tanto la salud de ambos, el cuidador y el enfermo, que en muchos casos la decisión de internar a un paciente en alguna institución especializada se hace basada en la imposibilidad del cuidador de continuar viviendo sin dormir, o durmiendo mal.

Diario de María
El viaje al olvido...

4/9

Aunque sí, ahora recuerdo que cuando paré de tirar cosas él trató de abrazarme y yo me aparté y le grité ¡No me toques! Entonces, sin decir nada, salió a la calle y no volvió en todo el día.

Así fue como yo me fui, sola.

Después que decidí desandar lo andado y volver a mi casa, y terminé de cargar todo de nuevo, meterlo en el carro y descargarlo otra vez en el cuarto que era mi oficina, me senté en la sala, junto a él, que se hacía el que estaba leyendo. Cuando me senté y el puso su brazo sobre mis hombros, no pude aguantarme más ¡estaba tan cansada! Me puse a llorar y le confesé que estaba perdiendo la mente.

El me oyó con paciencia, pero vi una expresión de espanto en sus pupilas, aunque me dijo que no lo creía, que era el estrés. Entonces le conté, le confesé por primera vez que había cometido un error de mucho dinero en el trabajo, y que me lo habían perdonado, pero que habían empezado a vigilarme y revisar todo lo que yo hacía.

(Continúa)

Como lograr que el paciente duerma mejor

Si los trastornos del sueño se hacen demasiado problemáticos lo primero que debe hacer es hablar con el medico. Este evaluará su situación y decidirá si cambia las medicinas que el enfermo está tomando, o si le recetas nuevas. Pregúntele si las medicinas que él/ella toma pueden estarle afectando el sueño. Pregúntele si le beneficiaría tomar alguna medicina para dormir, o si ya toma una, pregúntele si pudiera ser que esté perdiendo su eficacia, o si pudiera cambiársela.

¿Tiene algún campo electromagnético en su cuarto?

Lo siguiente no puedo demostrarlo científicamente, así que usted decidirá.

Algunos especialistas consideran que los campos electromagnéticos pueden afectar el sueño y otras funciones vitales. "Por si las moscas" y porque nada le cuesta, ni tiene efectos secundarios, no duerma con su teléfono celular cerca de la cama. Si tiene televisor en el dormitorio, póngalo a suficiente distancia de usted (por lo menos un metro). Todo lo que sea eléctrico o tenga propiedades magnéticas, sáquelas del cuarto, total, nada le costará.

Haga una rutina a la hora de dormir

Hemos sugerido en varios lugares de este libro la importancia de las rutinas a la hora de lidiar con un enfermo de Alzheimer. Por ejemplo, la hora de irse a la cama debe ser siempre la misma. Usted debe crear un ambiente tranquilo, seguro y agradable. Asegúrese de que el enfermo tenga todo lo que necesita y no sienta temor. Las luces deben ser disminuidas pero no crear la oscuridad total.

Ir a la cama sólo a la hora de dormir

Muchas personas utilizan la cama para muchas cosas, además de dormir, por ejemplo, comer, ver televisión, jugar a las cartas, etc. El enfermo debe acostumbrarse a que la cama tiene un solo significado: el placer de dormir.

La cama debe estar limpia y fresca, que invite al sueño. No le deje permanecer en la cama si no está durmiendo. Invítele a realizar alguna actividad que él disfrute, para que salga de la cama.

-Póngale unas medias tibias a la hora de dormir. Tener los pies calientes ayuda a muchas personas a conciliar el sueño.

-Si su ser querido es religioso, rezar con él o ella antes de dormir puede ayudarle a relajarse y sentirse seguro.

-No le ofrezca comidas abundantes y fuertes durante la cena, lo mejor es desayunar y almorzar bien y por la tarde comer algo que se digiera fácilmente. Las cenas ricas en proteínas (carnes, pecados, huevos) y en grasas (quesos, salsas, frituras), puede producir acidez, que será mayor cuanto mayor sea la cantidad que se coma, y mucho más si se toma alguna bebida alcohólica y café.

-Es bueno tener en cuenta que acostarse enseguida que uno come produce acidez y reflujo estomacal. Los que han sufrido de este tipo de problemas saben que es difícil conciliar el sueño con ese ardor en la boca del estómago.

El papel de los neurotransmisores: Serotonina, Noradrenalina y Dopamina

Hay alimentos que aumentan la cantidad de estos neurotransmisores en el cerebro y afectan directamente el sueño. A lahora de dormir uno necesita sentirse soñoliento y tranquilo, no excitado. Los alimentos que estimulan la noradrenalina y la dopamina dificultan el sueño. Sin embargo, los alimentos que aumentan la serotonina (la serotonina ayuda a regular el reloj interior) ayudan a conciliar el sueño.

El doctor Mark Baugh, autor del libro *"Nutrición para el Deportista: la Terrible Verdad"*, dice que los alimentos altos en carbohidratos y azúcares provocan una sensación de somnolencia, y que para atraer el sueño hay pocos alimentos mejores que el pavo: "Este alimento, caliente o frío (en sándwich, por ejemplo), contiene una sustancia que actúa como antidepresivo en el cerebro y se convierte en serotonina, un neurotransmisor que provoca el sueño", explica el autor. El mismo doctor dice que los carbohidratos complejos como las patatas, la calabaza, el arroz, y la pasta, también tienen efectos beneficiosos contra el insomnio.

La vitamina B6 ayuda al buen funcionamiento del sistema nervioso y participa en la producción natural de serotonina. Se encuentra en los vegetales, cereales integrales, nueces, frutos secos grasos (almendras, cacahuetes, avellanas...), y en menor cantidad, en ciertas frutas como el plátano. Es muy abundante en las vísceras tales como el hígado y los riñones.

Todas las sugerencias que se dieron anteriormente para ayudar en los casos del Síndrome del Atardecer, también pueden ayudar en los problemas de trastornos del sueño.

Asegúrese de que su ser querido realiza suficientes actividades durante las primeras horas del día y poco a poco vaya declinando las actividades a medidas que el día avanza, para que comience a calmarse.

Asegúrese de que haya una temperatura agradable en el cuarto y que las necesidades del enfermo estén resueltas, como que no tenga hambre o sed.

Elimine las siestas durante el día.

Ponga un CD con música suave y palabras agradables que le induzcan al sueño, que no le hagan pensar, que no le exciten.

Y por último... Si ninguna de las sugerencias le dan resultados... ríase del cuento... no le de demasiado importancia por la noche. No le peleé a su ser querido por no poder dormir, él no lo hace a propósito. Déjelo para mañana y mañana pida un turno con le médico. Esta noche cántele una canción... y si usted canta tan

Diario de María
El viaje al olvido...

4/16

Ayer, por un rato, por casi todo el día, sentí la mente bastante clara y estaba feliz. Era como si un velo hubiera caído de mi mente y viera las cosas con más claridad. Pensé que todo en definitiva iba a quedar como una pesadilla del pasado... pero hoy, cuando me levanté, el velo estaba allí de nuevo.

Lo que pasa es que el libro que quiero escribir para Alberto me está costando demasiado trabajo. Me faltan las palabras y cuando quiero decir algo, explicar una idea, digo otra cosa, me cuesta enfocar y me cuesta mantener la atención en una sola cosa, salto de una idea a la otra. Si logro escribir algo que me gusta de verdad, cuando vuelvo a leerlo me parece absurdo.

(Continúa)

terriblemente como yo, mejor póngale música suave, para que no le vaya a dar pesadillas.

La repetición de acciones y palabra

La repetición es una conducta común entre todos los enfermos de Alzheimer.

Estos pueden repetir preguntas, palabras o acciones hasta el cansancio y generalmente esto no es peligroso para ellos, excepto que el cuidador pierda la paciencia…

Hace un tiempo, le informé a mi hermana que alguien iba a venir a visitarnos al día siguiente, a las 9:30 de la mañana para hacerle algunas preguntas. También le dije que ya le había avisado al transporte que la lleva al centro de cuidado diurno, para que la recogiera más tarde.

Al decírselo, ella me contestó: "Ah, está bien". Y entró a su cuarto. Inmediatamente, sale del cuarto y me pregunta: -¿A qué hora vienen esos señores?

A las 9:30 –le respondo.

-Ah, está bien. Regresa a su cuarto, busca un calendario y mientras escribe algo en él, vuelve a preguntarme:

-¿A qué hora vienen?

-A las nueve y media.

Lo apunta en su pequeño calendario y se lo guarda en el bolsillo. Yo y mi madre continuamos nuestra conversación. Inmediatamente saca el calendario del bolsillo, lo abre, toma el lápiz y me pregunta:

-¿A que hora es que vienen los señores?

Entonces yo caigo en la cuenta que lo que a ella le preocupa no es la hora a la que vienen los señores, sino quienes son ellos, porque yo no le expliqué quieres eran.

La otra preocupación era si después de la reunión ella podía ir al centro de cuidado diurno, (a ella le encanta ir) y quien la iba a llevar,

Diario de María
El viaje al olvido...

8/3

No puedo encontrar un recibo de Walgreen de cuando le compré a Alberto, hace una semana, un heating pad (no recuerdo como se dice en español). Recuerdo que dediqué específicamente un lugar (quizás una cajita, o una bolsa, o una cartera) para poner los recibos pero no recuerdo donde la puse. Tampoco he podido encontrar el frasco de "baby aspirinas" que compré en Walgreen. Creí haberlo puesto junto a las otras medicinas, pero allí no está.

(Continúa)

porque ya había olvidado que el transporte iba a venir a recogerla más tarde.

Cuando me di cuenta de lo que realmente pasaba la llamé a la mesa y escribí en una hoja de papel:

"Mañana jueves 21 de junio, a las 9:30 vienen unos inspectores de salud para ver si estamos contentas con los servicios que recibimos del Alzheimer's Community Center."

Ella leyó la nota y me dijo: "Ah, está bien". Pero inmediatamente abrió su calendario y me preguntó:

-¿Cuándo es que vienen?

Entonces, ya un poquito ansiosa, tome su calendario y escribí en el espacio del siguiente día, que era jueves: "Hoy jueves el transporte me vienen a buscar a las 10:30 para ir al centro."

Ella lo leyó y se quedó tranquila. Ya no volvió a preguntar. Lo que a ella le preocupaba no era a que hora venían los señores, sino si ella iba a poder ir al centro de cuidado diurno de todas maneras, y a qué hora venía el transporte a buscarla para estar lista y que no fueran a dejarla.

En otros tiempos, nosotras hubiéramos pensado que mi hermana estaba tratando de sacarnos de quicio y que estaba comportándose así a propósito. Hoy en día sabemos que esa conducta no es porque ella quiera hacernos la vida imposible.

También hemos aprendido que siempre hay alguna razón detrás de las conductas que nos parecen irrazonables. Aprender a comprender qué hay detrás de esas conductas nos permite hoy ayudarla a eliminar sus verdaderos temores y que se sienta mejor, más segura y tranquila. La comprensión nos ayuda a nosotros también a estar más tranquilos y en paz. Así podemos quererla más y hacerla sentir más querida. Es un mundo de diferencia.

Una pregunta muy frecuente que ella acostumbraba a hacernos era *cuanto dinero tiene en su cuenta bancaria*. No importaba las veces que uno le contestara, a ella se le olvidaba y volvía a preguntarla una y otra vez. Cuando nosotros aprendimos a contestarle, no cuanto tiene en la cuenta, sino que todo está bien, que hay dinero para pagar las cuentas y

Diario de María
El viaje al olvido...

9/15

    Esto de los olvidos me está haciendo la vida muy difícil. No encuentro nada y organizo y trato de organizar más y más, y la organización parece no tener ningún sentido. Tengo que buscar un método de simplificar la vida y los papeles y una rutina donde yo sepa donde tengo cada cosa. Sino no creo poder lidiar con esto. Al es la persona más desorganizada que he conocido en mi vida. Es imposible mantener ninguna organización con él.

(Continúa)

que todos estamos juntos para resolver cualquier problema que se presente, y que ella nunca va a estar sola, ella pudo relajarse y dejó de repetir preguntas de tipo económico.

Otra de las preguntas interminables era ¿cuándo tenemos turno con el médico? Uno le respondía una y otra vez, el viernes, día 25, a las 4 de la tarde. Eso no la satisfacía y volvía a preguntar lo mismo.

Pero NO era el día y la hora de la cita con el médico lo que ella quería saber, estaba tratando de decirnos que no se sentía bien y que estaba ansiosa.

Cuando me di cuenta de la real causa de sus preguntas me senté con ella y le dije:

-Vamos a apuntar en este papel tus síntomas para tenerlos listos y poder decirle al doctor. Entonces le fui preguntando como se sentía, y siempre que pude, la consolé y le aseguré que todo iba a estar bien y que estábamos haciendo todo lo posible por buscarle la mejor atención médica posible para que ella mejorara y se sintiera cada vez mejor. Las preguntas sobre cuando era su cita terminaron.

También hemos aprendido a SIMPLIFICAR. El enfermo no quiere disertaciones profundas ni respuestas inteligentes. El o ella quiere que le consuelen, que le quieran, sentirse seguro.

A veces, la respuesta a las repeticiones es simplemente el silencio. A veces uno tiene que tener paciencia y volver a responderle. En ocasiones la respuesta es distraerle.

Más de una vez le parte a uno el corazón ver a alguien que fue una mujer culta, economista de profesión, comportándose como una niña asustada. Pero esa es la vida y esa es la enfermedad y uno tiene que aprender a ver la belleza de la inocencia que poco a poco los enfermos de Alzheimer van recuperando. Yo he terminado por comprender que los enfermos no se van perdiendo, van recuperando la belleza de la inocencia que ya habían perdido.

Y la buena noticia es que uno puede volver a hacerlos felices con cosas pequeñas.

Y si la repetición se hace imposible de sobrellevar, háblelo con su médico. El seguramente tendrá alguna sugerencia, o alguna medicina que le ayudará. Un estudio canadiense asegura que las conductas repetitivas pueden mejorar con el medicamento Remimyl. Pregúntele a su médico.

Algunos especialistas y organizaciones sugieren las siguientes tácticas:

Distraiga a la persona con una actividad, como caminar, comer, ver fotos.

Responda a la emoción que la persona está expresando, no a la pregunta. Puede que el individuo simplemente necesite sentirse reconfortado.

El contacto físico puede tener un efecto muy calmante. Muchas veces un abrazo o un masaje de los hombros puede dar confianza al individuo.

No discuta planes con el enfermo hasta el último momento, si eso causa agitación y preguntas.

La agitación

Cuando se enfrenta este problema, lo primero que hay que hacer es identificar las causas. pregúntese: ¿qué hay en el cuerpo del enfermo, en su vida o alrededor, que le está haciendo sentir malestar?

Como en todos los demás síntomas sicológicos y de conducta que hemos visto, la principal causa siempre pueden ser los cambios que se están produciendo en el cerebro del enfermo. Pero hay otras causas que pueden agitar al paciente y que el cuidador puede controlar, como son los cambios en la vida del paciente.

Hasta los cambios más simples pueden afectarle. Por ejemplo, cambiar de lugar los muebles, o traer muebles nuevos; hacer cambios en la casa, como agregar dormitorios o construir algo; que un familiar o amigo viaje y se quede por un tiempo en la casa; viajes (a mas distancia que la que esta acostumbrado a hacer diariamente); una hospitalización; cambio de cuidador o de las personas que le atienden.

Minimice los cambios, establezca rutinas, simplifique su vida y la vida de su ser querido.

Algunas enfermedades que pueden causar agitación es la infección urinaria, neumonía, que puede provocarle dolor y las infecciones de la garganta, nariz u oídos.

Algunas de las medicinas pueden estarle produciendo agitación, sobre todo si toma distintos tipos de medicinas por una variedad de enfermedades. Hable con su farmacéutico o con su doctor y lea los panfletos que le dan en la farmacia. Esa literatura siempre explica los posibles efectos secundarios y las interacciones.

La reacción catastrófica

La reacción catastrófica es una reacción incontrolada cuando el paciente se siente abrumado por algo que no ha podido hacer, como vestirse o por no comprender como seguir alguna instrucción. En esos casos el enfermo puede gritar, tirar cosas, tratar de luchar.

La agresión verbal

A veces el enfermo se siente tan frustrado y confundido, que no encuentra otra reacción que el arrebato verbal que parece ir como una agresión contra el cuidador u otras personas que le rodean. Cuando se encuentran en esa encrucijada, ellos pueden maldecir, amenazar, acusar, gritar.

En mi observación personal, he visto que este tipo de agresión ocurre generalmente cuando ellos están demasiado frustrados porque no han podido hacer algo que querían hacer, o cuando están muy asustados. Es su manera de mostrar que se sienten enojados.

Cuando ello ocurre, el cuidador puede sentirse ofendido o asustado. Es necesario tener presente que su ser querido no lo hace para herirle, sino porque no puede comunicar lo que le pasa.

Si esto sucede, no discuta con él/ella. Distráigale, ofrézcale algo que le guste, y recuerde, él olvidará inmediatamente lo ocurrido, así que trate usted también de olvidar lo antes posible.

Las acusaciones contra el cuidador

Su ser querido puede acusarle de que usted le roba, quiere hacer daño o le maltrata.

Esas y otras muchas acusaciones están dirigidas a la persona que se desvive para atenderle y cuidarle y asegurarse de que esté bien. Es duro enfrentar esas acusaciones. Y esta es otra ocasión en que el cuidador tiene que elevarse por encima de sus propios sentimientos y perdonarle.

Recuerde que cuando él o ella dice que usted le robó, lo que realmente está tratando de decir es que no recuerda donde puso el objeto en cuestión, o quizás le esté tratando de decir que la enfermedad le ha robado todo lo importante de la vida. Cuando su ser querido le acuse de que usted le está matando de hambre, quizás lo que quiso decir es que tiene hambre.

Si su ser querido le dice que usted lo trata como a un perro, no le responda: "El que me trata como un perro eres tu". Vea que detrás de las palabras hay siempre otro sentido oculto. Quizás le esté queriendo decir que esta enfermedad le hace sentir como un perro.

La agresión física

Las agresiones físicas en los enfermos de Alzheimer son raras. Un paciente contento dará menos problemas, pero si por casualidad, por los cambios químicos y estructurales que sufre el cerebro del enfermo, de pronto éste se vuelve agresivo, por favor, siga las instrucciones siguientes sin intentar enfrentarse a él: Si usted cree quepuede manejarlo, manténgase calmado, pero por el momento no trate de acercarse ni trate de tocarlo.

Si su agresividad es realmente seria llame inmediatamente al 911.

Acérquese con disimulo a una puerta por donde pueda usted huir en caso necesario. No demuestre temor. Dele tiempo a recuperarse.

Distráigalo hacia alguna actividad que le guste. A veces reaccionan como niños y es fácil distraerlos. Usted podría sorprenderse de lo rápido que el paciente puede olvidar lo que acaba de pasar.

La mayoría de los enfermos nunca se pondrán tan agresivos. Mi hermana hasta el momento nunca lo ha hecho, pero sí ha tenido arrebatos de agresión verbal que no han llegado a mucho. Han sido situaciones que nos han hecho sentir mal a la familia, pero enseguida, como por arte de magia, ella ha olvidado todo lo pasado y ha continuado su relación con todos nosotros como si nada hubiera pasado.

Posibles causas de las agresiones

Muchas veces, como en las agresiones verbales, las causas pueden ser tan simples que el cuidador se sorprende. Puede ser que el enfermo vea un peligro o amenaza en algo que no lo es. Si su ser querido no reconoce a las personas que le rodean, puede pensar que le quieren hacer daño y tener una reacción agresiva.

Lo primero que usted necesita hacer, después de asegurarse que usted y el enfermo están a salvo, es pensar en qué fue lo que le produjo esa reacción, para poder evitar la situación en el futuro.

-Elimine las cosas que pueden provocarle miedo: la oscuridad, bultos, estatuas o muebles extraños.

Diario de María
El viaje al olvido...

9/18

Voy a tener que ir de una vez y por todas a hacerme los exámenes mentales que Alberto quiere que me haga. Lo he ido dejando de un día para el otro, con la esperanza de que los olvidos sean pasajeros.

El hecho de que se me pierda algo me pone en un estado terrible de ansiedad. Y cuando se me pierden tantas cosas, me saca verdaderamente de quicio. Uno no puede emprender y terminar nada porque en el camino van faltando piezas. Estoy empezando a sospechar que alguien está tratando de hacerme la vida imposible, que alguien ¿Alberto? me está escondiendo las cosas... pero ¿por qué? ¿Por qué quiere volverme loca?

(Continúa)

-No lo deje solo.

-Reconfórtele. Asegúrele que todo esta bien y que usted esta allí y no le dejara solo.

-Si usted tiene que salir y teme que pudiera tener una reacción agresiva, dígaselo a la persona que se quedara con él/ella y explíquele qué debe hacer.

Lo que usted no debe hacer

-No trate de explicarle las cosas según su lógica de persona sana. El no lo entenderá y podrá confundirse aún más.

-Sígale la corriente.

-No pierda usted los estribos

-No le amenace

-No le regañe

Alucinaciones

Las alucinaciones son experiencias sensoriales que ocurren solamente en la mente del enfermo, sin que la misma se haya producido en la realidad.

En las alucinaciones visuales, el enfermo _ve_ cosas que usted no ve. Para usted son inexistentes, pero para él o ella son reales.

En las alucinaciones auditivas, el enfermo _oye_ cosas, sonidos, palabras que usted ni nadie más puede oír. Hay enfermos que sufren de alucinaciones táctiles, o sea, sienten que alguien les toca.

Las alucinaciones son el resultado de los cambios que ocurren en el cerebro del paciente.

Si alrededor del enfermo se producen sonidos, o él ve formas no identificadas, sus sentidos pueden tratar de darle una explicación que no está basada en la realidad.

¿Cómo puede usted calmarle?

-En primer lugar, no discuta con él. Si él dice que el cielo se está cayendo, no lo lleve afuera para demostrarle que es mentira, porque se asustará más. Quizás pudiera invitarlo a sentarse junto a usted, y conversar "hasta que todo pase".

-No le diga que "todo está en tu cabeza" y mucho menos "te estás volviendo loco". Pregúntele como se siente enfrentar esa situación.

Si él dice: "hay gente afuera que va a atacarnos". Pregúntele cómo eso le hace sentir, pregúntele si algo como eso le paso antes en su vida. Es posible que con esa aseveración él le esté diciendo que tiene miedo.

No le permita ver películas de horror o que le inquieten. Cubra o elimine los espejos. Ellos pueden ser una fuente interminable de confusión.

La paranoia

Los síntomas de paranoia son comunes entre los enfermos con Alzheimer. La paranoia es un estado mental donde el enfermo siente sospechas y desconfianza hacia los demás. El enfermo piensa que la esposa le es infiel, que los amigos le engañan y en general que los demás se quieren aprovechar o tienen algún interés especial en hacerle daño.

Imagine usted despertar cada día en una habitación distinta, que usted no reconoce, con gente que nunca a visto, que tienen la potestad de entrar en su casa, hurgar sus cosas, decidir por usted, ordenarle que haga cosas, darle de comer lo que ellos quieren. "Si claro, le tratan bien, pero nadie sabe cuales son sus verdaderas intenciones" –puede pensar el enfermo.

Imagine que el enfermo tiene un dinerito guardado para emergencias, y cuando lo va a buscar... ¡no está donde lo dejó!

Seguramente el enfermo no recuerda donde lo guardó, o quizás el dinerito solo existió en su cabeza. Y como todo el que le rodea es extraño, "alguno de ellos tiene que haberle robado".

Los enfermos están convencidos de que lo que dicen es la realidad y la verdad. Razonar con ellos no ayuda en nada. Aquí de nuevo el cuidador tiene que ser creativo, y estar por encima de todo.

Usted tendrá más éxito si se pone de su parte y "le ayuda a buscar el dinero". Quizás usted pueda darle dos o tres dólares para tranquilizarlo.

Si su ser querido le dice que no quiere ir al médico porque éste quiere envenenarlo, dígale que ya hay una ley que prohíbe a los médicos envenenar a sus pacientes.

Juegue su juego, sea creativo con sus respuestas, sin ofender su dignidad ni ponerle en peligro, sígale la corriente. Conviértase en su aliado, y ayúdele a "desfacer los entuertos" que él tenga que resolver.

Haga una lista de sus escondrijos favoritos.

Avíseles a los demás lo que está sucediendo, para que no les tome desprevenidos

Conozca las señales de la paranoia

Aislamiento: si su ser querido se aísla y no quiere tratar a nadie, puede significar que esté pensando que los demás quieren hacerle daño.

Sospecha de todo: cree que los demás están complotándose para hablar mal de él o ella, incluso para matarle o robarle.

No descansa porque no se puede relajar: el cansancio le hará ver las cosas más negras y puede caer en un círculo vicioso.

Ilusión de grandeza; puede creer que sabe más que nadie y lo tienen controlado para robarle sus conocimientos o su dinero o sus posesiones o su poder.

Diario de María
El viaje al olvido...

10/3

Estoy muy deprimida. Veo a todos llenos de trabajo y yo se que no confían en que yo les pueda ayudar. Y yo tengo que hacerle frente al papeleo y no tengo suficiente cerebro ni para hacer lo que tengo que hacer.

Quiero irme del trabajo. Siento que no tengo capacidad ni ganas de seguir allí. Pero si lo dejo ¿de que viviríamos? ¿Y que pasaría con el seguro de salud? Alberto no hace suficiente como para afrontar todos los gastos. No se que hacer. Me siento deprimida.

A veces no tengo ganas ni de vivir.

(Continúa)

¿Qué hacer ante un enfermo con paranoia?

-No le diga que esta actuando como un paranoico.

-No le diga que todo está en su cabeza: pídale que le hable más sobre el problema, no le discuta nada, aunque lo que diga sea absurdo.

-Si le dice que usted esta tratando de matarle, no lo niegue. No le diga: Yo no estoy tratando de matarte. Mas bien pregúntele por qué piensa eso.

-Explíquele a la familia y los visitantes la situación y pídales que no presten atención si su ser querido les acusa de algo.

-En esos días no lo lleve a lugares donde haya mucha gente.

-Si los síntomas no mejoran pronto, hable con el médico.

Perder, acaparar, esconder y revolver...

Quizás uno de los primeros síntomas del Alzheimer, que muchas veces pasan inadvertidos al principio de la enfermedad, o cuando aún la persona no ha sido diagnosticada, es el perder, esconder, acumular y revolver las cosas, aunque no sean las suyas propias. Los familiares que vean estas características de pronto aparecer en uno de sus seres queridos, deberían prestar mucha atención.

La paranoia les hace esconder sus posesiones y por la pérdida de memoria ya no recuerdan donde escondieron esas cosas. Otra de las razones es el aburrimiento que sienten, cuando ya no pueden iniciar actividades lógicas. Entonces andan confundidos, tratando de hacer algo, y terminan revolviéndolo todo sin objetivo definido.

Acumular, acaparar

No podemos olvidar que el enfermo de Alzheimer siente la inseguridad de que a diario va perdiendo todo lo importante de su vida.

Diario de María
El viaje al olvido...

11/22

¿Como te sientes? Me preguntan y un carretón con ruedas oxidadas se mueve lentamente dentro de mi cabeza y trato de responder, pero no encuentro las palabras. El carretón adormilado que hay dentro de mi cabeza chirría y quiere decir algo o escribir algo, quiere ponerle sentido a estas teclas que hundes una a una encontrándole cada vez menos sentido.

(Continúa)

Ellos tratan de compensar esas pérdidas con la acumulación de cosas. Pero como sus cerebros ya no funcionan de una manera lógica, se confunden y acumular todo tipo de utensilios y cosas inservibles.

Así, usted podrá ver que tratan de acumular ropa, servilletas, sobres de azúcar, comida, dinero, periódicos viejos y cualquier cosa que caiga en sus manos.

Qué hacer cuando el enfermo esconde, acumula y pierde...

El revolver, esconder, acumular y perder son características comunes de la enfermedad y tal vez nunca podamos resolver estos problemas, sino tomar medidas para que nos afecten lo menos posible. En la tercera parte de este libro hablamos sobre una enorme cantidad de actividades que podemos llevar a cabo para mantener entretenido a su ser querido. Mientras tanto:

-Asegúrele todo el tiempo que las situaciones financieras, de vivienda, de comida, y de su atención médica están bajo control. Incluso aunque usted tenga ciertas preocupaciones, no se las deje saber a su ser querido. Ellos no pueden pensar con claridad y lo que hará será desencadenar otras situaciones producidas por la ansiedad.

-Preste atención a las cosas que él o ella esconden y que pueden provocar un incendio. Por ejemplo papeles guardados en un lugar donde puedan coger fuego. Asegúrese que las alarmas de humo funcionan perfectamente.

-Preste atención al uso de utensilios eléctricos en la casa, como el horno, el microondas, la plancha, la tostadora, etc. Ellos pueden conectarlos, olvidarlo y causar un incendio.

-Guarde los productos de limpieza en un lugar que él/ella no pueda abrir. Los productos de limpieza pudieran intoxicarles o envenenarle si los ingiere, y ellos no saben que eso no se bebe o se come. Ponga candados en armarios, closets y lugares donde usted guarda cosas peligrosas.

-No le deje andar con la chequera o la información del banco.

-Aprenda cuáles son sus escondrijos favoritos, y cuando no esté presente, mantenga vigilancia de lo que guarda en ellos. Usted puede quitar las cosas peligrosas porque el enfermo no lo recordará.

-Haga copias de las cosas importantes, como documentos, y guarde en el banco las joyas valiosas.

-Organícese usted primero. Mientras menos cosas haya en la casa, más fácil será encontrar cualquier objeto perdido.

-No deje sus propias cosas a su alcance, por ejemplo, sus espejuelos de leer.

-Existen muchos artefactos para asegurar gabinetes y puertas que están diseñados para la seguridad de niños. Esos artefactos pueden ser muy convenientes cuando se trata de un enfermo con demencia.

-Antes de botar los cestos de la basura, acostúmbrese a mirar qué hay dentro. Podría sorprenderse de cuantas cosas hay en ellos que usted desea conservar.

El teléfono: ¿ayuda o dolor de cabeza?

El teléfono hace la comunicación moderna mucho más fácil. Pero cuando vivimos con una persona que padece demencia, este se puede convertir en un dolor de cabeza.

Del mismo modo que el paciente le hace a usted la misma pregunta hasta el cansancio, algunos enfermos usan el teléfono para llamar al médico, por ejemplo, para preguntar cuando es su cita, o para cambiarla, sin saber lo que están haciendo. También hacen llamadas a cualquier número que encuentren en su camino.

En el caso de mi hermana, el problema era que cuando ella estaba en la casa, de alguna manera se las ingeniaba para contestar el teléfono inmediatamente, lo que quería decir que nadie en la casa recibía los recados porque a ella se le olvidaba darlos. (Cuando aquello no teníamos celulares.)

Asimismo, siempre se quedaba oyendo todas las conversaciones. Y cuando uno le pedía que colgara, lo hacía, pero de nuevo, cuando alguien llamaba se quedaba oyendo.

Otra situación es cuando ellos contestan y uno pide hablar con alguien de la familia. Ellos ponen el teléfono a un lado y van a buscar a la persona, pero cuando llegan ya no recuerdan que quería decirles y el teléfono se queda descolgado, interrumpiendo todo tipo de comunicación con el exterior.

El otro problema es que pueden contestar al teléfono y cuando le piden hablar con alguien, simplemente cuelgan. Si la persona que llama no sabe que contestó un paciente de Alzheimer puede ofenderse.

Incontinencia urinaria y fecal

"Al mal tiempo buena cara…"

Esa es la letra de una canción que por lo menos los cubanos recuerdan de años atrás. Y ese es el mejor consejo que podemos darle a los cuidadores que se enfrentan a estos dos problemas. Este es un tópico de los que nadie se siente cómodo hablando, pero también es uno de los más molestos y de los que más tenemos que hablar, si es que queremos hacer la vida del cuidador un poquito más fácil.

Incontinencia, es la pérdida del control de la vejiga o del intestino. En la incontinencia urinaria, el enfermo comienza teniendo ciertos accidentes a mediados del desarrollo de la enfermedad y el problema progresa a través de los años. Sin embargo, es sólo en las últimas etapas cuando el enfermo pierde totalmente el control tanto urinario como fecal.

Si su familiar sufre de incontinencia urinaria demasiado pronto en la enfermedad, usted debe hablar inmediatamente con su médico porque la incontinencia puede estar siendo ocasionada por algún problema de salud, como infecciones urinarias, problemas de la próstata, diabetes, demasiada ingestión de diuréticos, o algunas medicinas.

Diario de María
El viaje al olvido...

11/29

Quiero hablar sobre Alberto, necesito apurarme y decir todo lo que tengo que decir sobre él antes de que se me escape, como se me va escapando todo. Hoy tengo un día claro y quiero dárselo a él, apresarlo entre mis brazos y mis palabras para que no se me vaya como se están yendo todos. Al es un hombre alto y delgado. Un hombre que tiene toda la ternura del universo en su mirada verde, y una voz profunda. Siempre le he criticado que sea demasiado blando, demasiado condescendiente con todo el mundo. Le he criticado que permita que la gente le camine por encima, por siempre tratar de comprender a todo el mundo. Nunca había entendido por qué... Ahora sé por qué... o mejor dicho, hace un rato supe por qué, pero ahora no lo recuerdo.

(Continúa)

`   Si el doctor no encuentra ningún problema médico, aquí le damos algunas ideas en las que usted puede basarse para aliviar el problema.

-Piense si la ropa que usa su ser querido es difícil de quitar. Los enfermos de Alzheimer, como los niños, a veces esperan hasta el último momento para ir al baño. Tal vez le haya estado tratando de decir que quería ir al baño, pero usted no entendió sus señales.

-Puede ocurrir que cuando quiera ir al baño se confunda, y vaya a otro lugar de la casa. O que olvide lo que iba a hacer y ya cuando está demasiado apurado no tenga tiempo de llegar hasta el baño.

-El cuidador debe poner mucha atención en la forma que tiene su ser querido de pedir ir al baño: ¿se pone nervioso? ¿se toca sus partes? ¿camina ansioso de un lado a otro? Igual que una madre sabe lo que quiere su bebé cuando llora, así el cuidador debería aprender a anticipar estas conductas, para evitarse dolores de cabeza.

-En todos los aspectos de la vida de un enfermo de Alzheimer es importante crear rutinas. Acostúmbrelo a ir al baño a determinadas horas del día.

-Reduzca el consumo de todo tipo de líquidos dos o tres horas antes de acostarse. Elimine las bebidas que tienen un efecto diurético como el café, el te, la cola o la cerveza.

Utilice pañales para adultos. Existen pañales para distintas situaciones. Si la persona camina o esta siempre acostada debe adquirir los pañales adecuados.

-Asegúrese de mantenerle seco, aseado y cómodo para evitar infecciones y problemas de conductas.

-Limpie la orina o las heces inmediatamente con agua y jabón. No olvide usar guantes desechables. Si la persona reúne los requisitos para afiliarse a Medicaid, este seguro pagará por los suministros de incontinencia.

Como prevenir el olor a orina

El mal olor puede mejorarse con suficiente aseo y ventilación en el cuarto donde está el enfermo. Use sábanas protectoras desechables para que el orine no pase al colchón. Tenga un buen surtido de sábanas para que pueda cambiarlas regularmente.

Para eliminar el olor, pruebe también usar algunos desodorantes ambientales. Existen productos especialmente diseñador para eliminar el olor a orina.

Normalmente la orina tiene un olor específico que si se queda sin limpiar puede volverse realmente molesto. Pero si el olor es demasiado fuerte, pudiera estar relacionado con algún problema médico al que hay que prestar atención.

El olor de la orina se relaciona con el volumen y la concentración de una variedad de productos químicos excretados por el riñón. Si la persona está deshidratada su orina estará concentrada y olerá fuertemente a amoníaco. Asimismo, muchos alimentos y medicinas afectan el olor de la orina.

Un fuerte olor puede advertirnos que tal vez haya una bacteria en los riñones o la vejiga. Un olor dulzón puede ser diabetes no controlada. Un olor a moho puede decirnos de algún problema del hígado.

La Incontinencia fecal

La incontinencia fecal puede tener distintas causas. Cualquiera que sea la causa, esta condición es molesta para el enfermo y el cuidador. Si su ser querido está teniendo incontinencia fecal, hable con su doctor abiertamente. Algunas soluciones pueden ser muy simples y él podrá orientarle. He aquí algunas informaciones que le ayudarán a hablar con su doctor sobre el tema:

La incontinencia fecal puede ser causada por algunas enfermedades como colitis ulcerativa, enfermedad de Crohn, diverticulitis, cáncer, y hemorroides.

La causa también puede ser infecciones o efectos secundarios de medicinas o tratamientos.

Usted debe hablar inmediatamente con el médico si su ser querido le hace saber, o de alguna manera usted se da cuenta que él o ella siente dolor en el recto, o si ve sangre en las heces, diarrea que dure más de tres días, heces oscuras o negras, o pérdida de peso sin razón aparente.

Estreñimiento

El estreñimiento no es una característica de la Enfermedad de Alzheimer. Cuando un paciente con Alzheimer está estreñido puede ser por otras razones, como efectos secundarios de las medicinas que está tomando, porque no está comiendo una dieta rica en fibras, porque esta deshidratado, o porque no hace ejercicios.

Si su ser querido está padeciendo de estreñimiento lleve a la práctica las sugerencias que damos a continuación, y si éstas no resuelven el problema, háblelo con el médico porque el estreñimiento puede empeorar algunos problemas de conducta característicos de la enfermedad.

-Aumente la actividad física: caminar, pasear.

-Aumente la ingestión de líquidos durante el día: agua, jugos naturales.

-Ofrézcale comidas con suficientes fibras. En el capítulo de la alimentación ofrecemos distintas sugerencias.

-Facilite la evacuación de forma natural como tomar un vaso de agua a temperatura ambiente, en ayunas.

-Ayúdele con suaves masajes abdominales, esto también le transmite amor.

-Trate de mantener el uso del baño por el mayor tiempo posible.

-No utilice laxantes sin decírselo al medico. Este pudiera recetarle ablandadores de heces, que muchas veces resuelven el problema. Si el médico le sugiere enemas, pregúntele como ponérselos.

Las infecciones del aparato urinario

Las infecciones del aparato urinario (en ingles Urinary Tract Infection –UTI), son comunes y las mujeres son más propensas a ellas que los hombres.

El aparato urinario está compuesto por los riñones, los uréteres (que son los conductos menores por donde pasa la orina), la vejiga y la uretra, que es el conducto mayor por donde es emitida la orina de la vejiga al exterior.

En los enfermos de Alzheimer las infecciones del aparato urinario pueden llegar a ser peligrosas y deben tomarse muy en serio.

Los riñones son como un filtro que limpia y elimina los desperdicios líquidos que contiene nuestro organismo. Cuando nuestros riñones no funcionan bien, nuestro organismo se envenena por las toxinas que no pueden ser eliminadas.

Es como el filtro de una piscina que mantiene limpia el agua. Ese filtro biológico filtra normalmente al día un promedio de un cuarto de galón de orina. Por eso es importante tomar suficiente agua, para que esa agua "enjuague" nuestro organismo.

La razón por la que las mujeres son más propensas a las infecciones urinarias, son, entre otras, que la abertura de la uretra en las mujeres está muy cerca del ano, por lo que las bacterias pueden fácilmente pasar del ano a la uretra. Por ello es importante mantener a la enferma aseada, y cambiarle los pañales tan pronto haya terminado sus necesidades. Otra forma de prevenir infecciones en las ancianas enfermas es secándolas y limpiándolas de adelante hacia atrás para que no haya contaminación.

Los síntomas

Los cuidadores de enfermos de Alzheimer deben estar alertas a la posibilidad de infección urinaria porque muchos pacientes no presentan o no demuestran síntomas. La mayoría, sin embargo, se queja o sufre por tener que ir al baño frecuentemente, dolores en el bajo vientre, escalofríos, confusión mental, náusea, deseos de vomitar, dolor abdominal. A veces incluso hay tos frecuente o respiración dificultosa.

Otros signos de que la persona puede tener una infección del aparato urinario son las siguientes:

-Orina turbia, demasiado concentrada o lechosa

-Orina rojiza – puede contener sangre

-Orina con fuerte olor

-Paciente demasiado fatigado

-Fiebre

-Ardor en la vejiga

-Dolor de espalda.

Diario de María
El viaje al olvido...

12/6

¿Cómo quisieras sentirte, querido niño,
pequeño mío, que te llevo resbalando
por una pendiente sin asideros? Hemos
caminado tanto y desandado tantos
caminos sin rutas para llegar juntos
aquí donde ya no podemos encontrarnos.

(Continúa)

Capítulo -4- Cuidado Personal: el baño

Bañarse debe ser una actividad agradable y el cuidador debe de nuevo ser creativo y hacer todo lo posible para que sea divertido. Cuando uno se baña se siente mejor, más relajado. Siempre que su ser querido pueda, motívele para que se bañe solo, aunque usted esté cerca para cualquier tipo de emergencia.

Use guantes de goma desechables si tuviera que entrar en contacto con fluidos corporales o heces.

Si el paciente aún se baña solo, el cuidador debe asegurarse que el agua tenga una temperatura agradable. Ellos pueden no saber distinguir entre el agua muy caliente o muy fría.

Es importante tener barras para agarrase en el baño y enseñar al paciente como sujetarse de ellas.

La mejor forma de entrar en la bañera es sentarle primero al borde de la misma, entonces entrar una pierna, y después la otra. Para salir de ella puede hacer lo mismo.

En algunos casos el cuidador tendrá que bañar a su ser querido en la cama. Trate de bañarle siempre a la misma hora.

-Explíquele lo que va a hacer y lo que está haciendo mientras lo baña: usted puede informarle: "Ahora ayúdame a lavarte las axilas… o vamos a lavarnos las piernas".

-Si su ser querido le teme a la ducha, báñelo en la bañera, o viceversa.

La Asociación de Alzheimer sugiere:

1-Preparar el baño con antelación. Tenga en el baño las toallas, jabones, champú y todo lo que vaya a usar.

Diario de María
El viaje al olvido...

12/13

Me preguntas ¿cómo quisieras sentirme? Y te respondo: no te siento, amor, ya no te siento. Ya no sé como asir tu cuerpo que se me va como la espuma.

Quisiera poder organizar mi cabeza y enfocar mi pensamiento en una sucesión de actos que tuvieran sentido. Quisiera que tu beso encontrara el nido que hicimos juntos tantas veces. Quisiera convertir este dolor en un poema para que al menos valiera la pena... quisiera escarbar un hueco profundo en mi recuerdo donde enterrarte, como hace el perro con su mejor hueso.

Lo que sé que soy, quiero enterrarlo junto a ti, para que ningún otro perro pueda robarme ese recuerdo que es mi hueso preferido.

Quisiera poder recordar y que el recuerdo tuviera tu nombre.

(Continúa)

2-Asegurarse que el baño sea seguro. Use una silla de baño que se pueda ajustar a diferentes alturas.

3-Respete la dignidad de la persona. Permítale envolverse en una toalla grande cuando entra o sale de la bañera.

4-No se preocupe demasiado sobre cuántas veces la persona se baña. Use baños de esponja entre baño y baño. (Sin embargo, asegúrese de que las manos y sus partes privadas se limpien a diario).

5-Sea cuidadoso con la piel de la persona que puede estar muy sensible. Séquele con golpes suaves en vez de frotar fuertemente.

6-Sea flexible cuando le lave el cabello. Trate de lavarle la cabeza en el fregadero y séquele el rostro frecuentemente.

A la hora de vestirle

Si su ser querido se siente abrumado a la hora de vestirse, puede ser que se le esté pidiendo demasiado: escoja usted la ropa que él se va a poner, y si es importante para él o ella, envuélvalo en la decisión de qué se va a poner, pero haciéndoselo más fácil.

Por ejemplo, en vez de decirle: "¿qué quieres ponerte hoy?", mejor dígale: Vamos a ponerte hoy el pantalón negro que te queda tan bien". Si él o ella prefiere otra prenda de vestir, complázcale, si es una prenda apropiada.

Hágalo divertido: si a la persona siempre le gusto la música, ponga la radio y canten juntos una canción mientras se visten o bañan, muchas personas disfrutan cantar mientras hacen ese tipo de cosas. Si a la persona le gustaba bailar, pueden divertirse bailando un poquito mientras le pone la camisa.

Use solamente ropas que sean fáciles de quitar y poner, y que sean cómodas.

Mantenga el closet solamente con las prendas que se usan. Elimine todo lo que ya no se usa. Recuerde: simplifique, simplifique, simplifique.

Saque del cuarto la ropa sucia para que él no se antoje de volver a ponérsela.

Use siempre el mismo método para vestirle. Si empieza por la camisa, hágalo siempre así. Organice la ropa siempre en el mismo orden, sobre la cama, si es así como lo hace. Por ejemplo: pantalón, camisa, medias, zapatos, etc.

Si el o ella no entienden o no responde, muéstrele como hacerlo.

Existen terapeutas ocupacionales que pueden enseñarle a usted como vestir a una persona.

Si usted sabe de algún curso o entrenamiento, o videos, sobre como llevar a cabo estas tareas, participe, le aseguro que le harán mejorar su vida y la de su ser querido.

Desde que mi hermana fue diagnosticada, yo he asistido a cuanto entrenamiento, conferencias y actividades existen y continuaré participando en ellas porque cuando de esta enfermedad se trata, uno nunca sabe demasiado.

Más testarudo que un buey

Todos sabemos lo testarudos que pueden ser los niños cuando quieren o no quieren algo. Algunos pacientes de Alzheimer pueden llegar a ser terriblemente testarudos y convertir la vida del cuidador, como dicen algunos, en un yogurt.

Póngase en su lugar

Como los padres inteligentes hacen con los niños, el cuidador debe de tratar de ver la situación a través de los ojos de su ser querido.

Después de todo, pudiera ser que no sea solo testarudez, sino que su ser querido esté tratando de decirle algo. Tome en consideración todos los cambios físicos que está sufriendo el cerebro del enfermo, y luego, piense también en la parte emocional, sobre todo en las primeras etapas de la enfermedad. El o ella está perdiendo la memoria, se siente inseguro y avergonzado, confundido, ha perdido la noción de lo que es correcto y lo que no lo es. Tal vez tenga miedo a sentirse tan frágil en un mundo lleno de cosas que cada vez entiende menos. Para él o ella, una salida fácil a ese cúmulo de confusión será decir "No". "No" en ese caso podría ser como un escudo de defensa, como la ultima posibilidad de reclamar un espacio y un derecho en la vida. ¿Podemos culparlos de volverse un poquito o muy testarudos?

Veamos unos ejemplos:

Si usted le dice: *"José, la comida está servida, ven a comer".* Y su respuesta es *"NO".* Tal vez, sólo tal vez, su ser querido pudiera estar queriendo decirle: "No tengo hambre", "estoy deprimido" "me duele el estomago" "me molesta la dentadura" y un millón de otras posibilidades.

Piense qué hay detrás de su negación y de acuerdo a ello trate de encontrar la solución.

A veces hay que negociar la solución. Si le gusta el helado, empiece por ahí: *"José aquí tengo helado de chocolate que tanto te gusta. Vamos a comer la comida y después comemos chocolate…"*

A veces, también, hay que darse por vencido y si no quiere comer en ese momento, dejarle y tratar de que coma más tarde.

El cuidado dental

Una razón muy común por la que un paciente puede negarse a comer, es que tenga problemas dentales, o que la dentadura le moleste.

Diario de María
El viaje al olvido...

12/15

¿Qué más quisieras decirme? -Continúas preguntándome.

Quisiera decirte que tengas calma, que esto también pasará... this too, shall pass. Quisiera decirte que fue solo un sueño, que todo volverá a ser verdad y todo volverá a ser claro y diáfano y volveremos a tener recuerdos y a ser una pareja con historias que contarse como todo el mundo, una pareja con un ayer, y con un hace unas horas y al menos con un hace un ratito.

Quisiera decirte que no tengas miedo, o al menos que el terror no se te asome al rostro porque es demasiado patético. Vi la lástima en tus ojos cuando no pude más y te dije: "Alberto, amor mío, se me está yendo la vida y estoy aterrorizada...

(Continúa)

El cuidado dental se hace más difícil a medida que avanza la enfermedad. Al comienzo de este libro describimos el número de pasos que conlleva el simple acto de cepillarse los dientes. Un total de 22 pasos.

De lo primero que tiene que asegurarse el cuidador es que su ser querido se cepille los dientes por lo menos dos veces al día (lo mismo si tiene sus propios dientes como si usa dentadura postiza).

Llévelo al dentista para que éste mantenga la prótesis dental en buen funcionamiento.

A la hora de cepillarse dele las instrucciones paso a paso. Es buena idea cepillarse juntos y así su ser querido podrá imitarle. Usted debe decirle a cada paso qué está haciendo. Puede mirar los pasos que se ofrecen en la introducción de este libro: *"Ahora vamos a poner crema dental en el cepillo... así."*

Los ojos y los espejuelos

Tan importante como los dientes son los ojos. Un enfermo que está perdiendo a diario sus facultades tendrá muchos más problemas y confrontará muchos más peligros, si no puede ver bien. Llévelo a un oculista y asegúrese que sus espejuelos sean apropiados.

Capítulo -5- ¿Cómo funciona un cerebro sano?

Todos los animales vertebrados poseen un cerebro. El cerebro es como el presidente de una nación y su gabinete, que controlan y planean todo lo que pasa en el país, tomando decisiones y llevando a cabo acciones inmediatas para que las cosas funcionen bien.

Así como el presidente tiene que estar en contacto inmediato con su gabinete, el cerebro está en contacto con una enorme red de células nerviosas en todo el cuerpo. El cerebro lo hace a través de la médula espinal.

El cerebro, la médula espinal y los nervios forman una especie de "gabinete de gobierno" llamado *Sistema Nervioso Central.*

La computadora más perfecta

Todo el mundo ha visto la imagen de un cerebro humano en algún impreso: se parece a una enorme nuez. El cerebro de una persona adulta pesa unas tres libras.

El cerebro parece estar metido en el cráneo como cuando uno trata de meter una blusa en una bolsa demasiado pequeña, que al sacarla se ve toda arrugada...

A pesar de todas esas arrugas, o mejor dicho, gracias a todas esas arrugas, el cerebro es la parte más organizada de nuestro cuerpo. Y tiene que serlo, ya que es el control de mando que decide y ordena que una persona se mantenga viva o simplemente muera.

El cerebro no sólo controla lo que usted piensa y siente, y lo que aprende, y como recuerda lo que aprendió, sino que también controla cómo usted se mueve y como habla; y cuando usted se enfurece, o cuando se enamora...

Ese órgano suave protegido por el cráneo también controla como late su corazón, cómo digiere usted la comida. Le ordena desmayarse cuando sus sensibles mecanismos detectan que usted necesita más sangre en la cabeza.

Y también le ordena estornudar cuando detecta que un cuerpo extraño está invadiendo su organismo a través de las fosas nasales.

A pesar de todos los adelantos en la ciencia, la técnica, la informática y las comunicaciones, el hombre no ha sido capaz de inventar una máquina que realice las funciones que realiza en cuestión de segundos un cerebro humano.

Y todo eso lo puede hacer el cerebro gracias a la eficiente especialización y organización de todas sus partes.

Esa maquinaria súper-especializada, es también muy compleja y para comprenderla el hombre la ha dividido en innumerables partes:

El Cerebro

Lo que conocemos como el cerebro propiamente dicho, o encéfalo, es la parte llena de arrugas que se parece a una nuez. Su superficie está formada por esas arrugas que han sido llamadas circunvoluciones y unos surcos llamados cisuras.

Esta parte es la responsable de la memoria, de las decisiones y la forma en que usted vive, ama, siente y se mueve.

El cerebelo

El cerebelo es el coordinador, está situado debajo del encéfalo, en la aparte posterior, y se ocupa de que usted sea capaz de coordinar todos los pasos que, sin usted pensar en ello, lleva a cabo para hacer cualquier cosa, como cepillarse los dientes.

El cerebelo también es el responsable del equilibrio y se encarga de que usted no se caiga cuando camina.

El tronco cerebral y los lóbulos

El tronco cerebral está oculto debajo del cerebro, en frente del encéfalo, y es el encargado de conectar al cerebro con la médula espinal. Su trabajo es controlar todas las funciones que le mantienen vivo, todo lo que su organismo realiza todos los días, sin pedirle a usted permiso: entre otras muchas tareas se encarga de la digestión, la respiración, la presión arterial y los latidos del corazón.

Las arrugas del cerebro no son bonitas, pero tienen una importante razón de existir. Hasta donde la ciencia ha llegado hoy en día, cada una de ellas se especializa en ciertas funciones y para entenderlas mejor se han dividido en cuatro partes llamadas lóbulos:

- Lóbulos Parietales
- Lóbulo frontal
- Lóbulos Temporales
- Lóbulos Occipitales

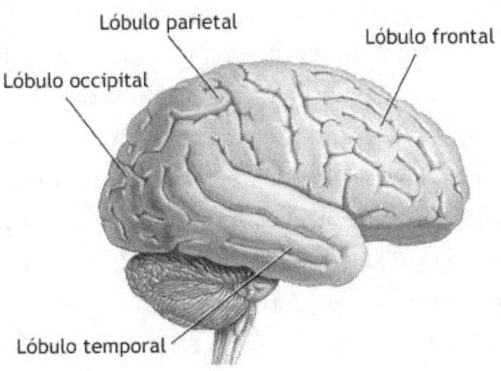

Los **Lóbulos Parietales** se encargan de interpretar la información que recibimos de los sentidos, lo que nos permite experimentar el mundo que nos rodea, o sea, el olfato, la vista, el oído, el tacto y el gusto. Estos lóbulos trabajan a veces en coordinación con la memoria y es, quizás por ello, que a veces un olor, una música o un paisaje nos trae recuerdos a la mente. Si no tuviéramos lóbulos parietales no podríamos comprender el lenguaje hablado o escrito.

El **Lóbulo Frontal**, se encarga nada más y nada menos que de pensar, solucionar problemas, analizar, realizar planes. Es, en otras palabras, como el intelectual de la familia.

Cuando planificas lo que vas a comer en el almuerzo, o cuando discutes con tu esposo las razones por las cuales deberían mudarse a un apartamento más pequeño, estás usando tu lóbulo frontal. Si pudiéramos ver a simple vista la actividad que allí se lleva a cabo, veríamos una constelación de lucecitas apagándose y encendiéndose como luces de navidad. Esta parte también se encarga de la personalidad. Dicen los científicos que este lóbulo es la parte más desarrollada del cerebro humano.

Los **lóbulos temporales** se encargan de la memoria, y son responsables de almacenar, clasificar y tener listos los recuerdos para traerlos a la mente cuando lo necesitemos. Aunque muchos científicos últimamente están de acuerdo en que la memoria se encuentra en todas las partes del cerebro, e incluso en todas las partes del cuerpo. Quizás por ello, una persona que ha perdido una pierna siente y habla de la pierna como si todavía la tuviera. Tal vez porque su cuerpo recuerda la pierna.

Los lóbulos temporales entran en actividad cuando estamos escuchando música, por ejemplo.

Los **lóbulos occipitales** se encargan de llevar a cabo los movimientos voluntarios o conscientes, como cuando alargas la mano y el brazo para tomar una tasa con café. Ellos además decodifican la información visual, y analizan la forma, el color y el movimiento.

Los **lóbulos occipitales** se encargan de llevar a cabo los movimientos voluntarios o conscientes, como cuando alargas la mano y el brazo para tomar una tasa con café. Ellos además decodifican la información visual, y analizan la forma, el color y el movimiento.

Los Hemisferios

Para comprender mejor las funciones del cerebro, es necesario también saber que éste se divide en dos hemisferios:

El hemisferio izquierdo controla los movimientos que usted realiza con toda la parte derecha de su cuerpo.

El hemisferio derecho controla todos los movimientos de la parte izquierda de su cuerpo.

Las Neuronas

El cerebro lleva a cabo todas las acciones y funciones de las que hemos hablado, a través de un intrincado circuito de más de cien mil millones de neuronas.

Las neuronas son como unas medusas con un tentáculo largo llamado *Axón* y muchos tentáculos más pequeños llamados *dendritas* que se ven en las fotos como las ramas de un árbol.

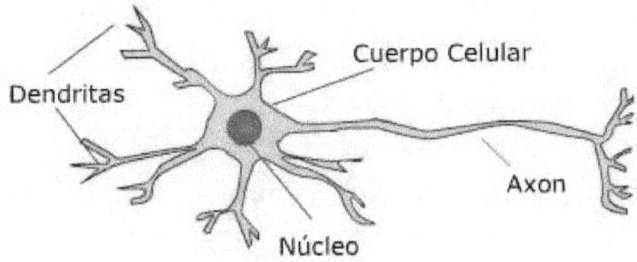

Diario de María
El viaje al olvido...

12/16

Y comencé a llorar, no dando gritos, sino
bajito, muy despacio, como si toda la nada,
toda la blancura del universo estuviera frente
a tus oídos. Porque de pronto no hay planes,
no pueden haber mañanas, y no quiero
dejarte solo y se que te estoy dejando solo,
mi amor, y lo veo en tus ojos, mi querido
niño asustado, veo mi propio patético pánico
en tus ojos amables, porque ya me estás
extrañando, aunque no lo dices me
reprochas que te esté dejando, todos los días,
dejándote con todos mis recuerdos
que ahora son solo tuyos.

(Continúa)

El **Axón** y cada una de las **dendritas** de cada neurona se conecta y comunica con el Axón y las dendritas de otras neuronas, formando algo parecido a un intrincado bosque.

Cada vez que en su cabeza aparece un pensamiento, un recuerdo, o usted mueve un dedo, hay una minúscula carga eléctrica que pasa de una neurona a la otra, y a la otra, hasta que el mensaje llega a su destino.

Las Sinapsis

Las sinapsis son los puntos de encuentro donde los "tentáculos" de una neurona toca a la otra. Sinapsis quiere decir "enlace", "punto de encuentro".

Gracias a las sinapsis las neuronas del Sistema Nervioso Central forman una infinita red de circuitos neuronales; algo muy parecido en su función a un sistema telefónico de una empresa. Es el mecanismo que utiliza el sistema nervioso para comunicarse y controlar los distintos sistemas del cuerpo.

El número de sinapsis que contiene el cerebro humano es infinito. Se estima que un adulto puede tener hasta 500 mil millones de sinapsis, o puntos de contacto neuronal.

Los Neurotransmisores

Cuando los tentáculos de las neuronas se tocan en las sinapsis, se produce una especie de alarma eléctrica infinitesimal. Ello   significa que hay un mensaje para ser transmitido. Cuando esto sucede las neuronas secretan unas sustancias químicas llamadas neurotransmisores.

Los neurotransmisores son los que llevan y traen (*transmiten*) los mensajes *nerviosos* de neurona a neurona. De ahí su nombre: neuro, de nervio, y transmisor, del verbo transmitir.

Este concepto es sumamente importante porque la enfermedad de Alzheimer destruye las neuronas con sus redes de tentáculos y con ello obstaculiza o elimina totalmente la posibilidad de que se transmitan los mensajes. Es como si alguien cortara uno de los cables en un tendido eléctrico.

El cerebro del ser humano es una de las computadoras más perfectas del universo. Gracias a ese intrincado bosque de neuronas con sus tentáculos, el cerebro controla todo lo que pasa en su organismo para mantenerle vivo, y para que usted disfrute de todo lo hermoso que le ofrece la naturaleza, y lo realiza a la perfección y en milésimas de segundo. Sin embargo, en un cerebro enfermo las cosas no funcionan tan bien.

Capítulo -6- ¿Por qué la persona con Alzheimer confronta todos esos problemas? ¿Qué le pasa al cerebro de ellos?

Las razones aún son un enigma para la ciencia, pero en el cerebro de un enfermo con Alzheimer las neuronas poco a poco van muriendo y el cerebro se va reduciendo de tamaño.

En ese caso, las sinapsis, en vez de estar llenas de energía, desaparecen en oscuros espacios. En vez de una nuez fresca, el cerebro se va pareciendo cada vez más a una ciruela pasa.

La enfermedad de Alzheimer destruye las neuronas y sus ramas, lenta pero inexorablemente, y cuando el daño es tanto que obstaculiza las actividades de la vida diaria de una persona, ya sea en su casa, socialmente, en el trabajo, o en todos esos lugares, es cuando el neurólogo diagnostica *demencia.*

En general, la enfermedad de Alzheimer comienza atacando las neuronas que se encargan de la memoria. De ahí continúa en su camino de destrucción, sin detenerse ante nada, hasta que el enfermo no puede recordar quien es, de dónde vino, quienes le rodean, ni donde está.

Cuando el enfermo con Alzheimer muere, los científicos comprueban en el microscopio, durante la autopsia, que su cerebro contiene muchas, pero muchas menos neuronas de las que debía tener; y muchas, pero muchas menos sinapsis que las que hay en un cerebro saludable. Pero ¿qué las ha destruido?

Las Placas Beta Amiloideas y los Ovillos Neurofibrilares

En lugar de neuronas y sinapsis, lo que ven los científicos durante la autopsia de un enfermo de Alzheimer, son formaciones de extrañas estructuras, que ellos han llamado *placas amiloideas y ovillos neurofibrilares.*

Las placas son depósitos de una proteína insoluble, pegajosa, llamada beta-amiloidea. Como las viejas chismosas que siempre quieren traer problemas a la gente, esas beta-amiloideas se van juntando poco a poco, haciéndose fuertes, y destruyendo prácticamente todo cuanto alcanzan.

Por su parte, los ovillos neurofibrilares son otro tipo de pillo indeseable. Son una proteína llamada Tau, que de buena gente al principio, no se sabe por qué se convierte a veces en el malo de la película.

Tau es una proteína que se encuentra en los tentáculos de las neuronas y que, en un cerebro saludable, contribuyó a formar la misma neurona.

Sin embargo, en el enfermo con Alzheimer, Tau se altera y comienza a enredarse, presentándose como nudos enredados de hilos de pescar. Poco a poco estos nudos imposibilitan la comunicación entre células, y con ello trastornan la transmisión de órdenes y mensajes que envía el cerebro a otros sistemas del cuerpo.

Los científicos sospechan, aunque no se ha demostrado a ciencia cierta, que la muerte de las neuronas en el enfermo con Alzheimer está directamente relacionada con esos nudos fibrosos de la proteína Tau y esas placas amiloideas.

¿Por qué el nombre de Alzheimer?

A principios del Siglo XX, exactamente en el año 1906, el doctor alemán Alois Alzheimer describió el caso de una mujer de 51 años de edad llamada Augusta D, quien había ingresado en el hospital cinco años atrás, y había sido atendida por el propio Dr. Alzheimer.

Al ingresar, la mujer presentaba un conjunto de síntomas que el doctor había visto en muchos pacientes ancianos, pero no en personas de su edad: pérdida de la memoria; la mujer se perdía fácilmente y no sabía el día en que vivía, ni donde estaba (desorientación), veía cosas que la asustaban y que los demás no veían (alucinaciones), creía que los demás querían hacerle daño (paranoia), tenía conductas irracionales, decía cosas que no tenían sentido o que ofendían a los demás (trastorno del lenguaje).

¿Por qué una mujer joven sufría síntomas de un anciano?

Alzheimer no pudo responder a esa pregunta hasta cinco años más tarde, cuando Augusta murió y, por suerte, la ciencia estaba estrenando un nuevo tipo de poderoso microscopio.

Augusta murió por una infección debida a heridas de decúbito (peligrosas llagas que sufren los enfermos que no pueden salir de la cama), y por una infección pulmonar.

Al estudiar el cerebro de Augusta con el recién estrenado microscopio, Alzheimer encontró lo que hoy en día los médicos y ustedes ya saben: el cerebro contenía un número disminuido de neuronas en la corteza cerebral, junto con un cúmulos increíble de placas y ovillos o filamentos neuro fibrilares.

Era la primera vez que un médico veía y comprendía lo que le pasa a una persona con los síntomas de Augusta. En honor al doctor que la describió por primera vez, a la nueva patología se llamó tiempo después "Enfermedad de Alzheimer".

Diario de María
El viaje al olvido...

12/17

Y yo me doy cuenta, en algún recuerdo
que aún me queda, me doy cuenta, y
quiero decirte que me perdones, pero digo
cualquier otra cosa que no viene al caso y
que a lo mejor hasta te ofende, porque de
pronto empiezas a llorar y a temblar y
yo creo que he sido yo quien lo ha
provocado, pero no puedo consolarte,
porque no sé como, no recuerdo qué
debo hacer para hacerte sentir mejor.
Las palabras que tenía prendidas y
apuntadas por todas las paredes para
recordar que te amo se han ido borrando...
Y entonces todo pasa y ya no recuerdo por
qué tus ojos están tan tristes y no puedo
entender por que me discriminas y me robas
y me escondes todo lo que es importante para
mí. ¿Por qué borras de las paredes mis
palabras de amor? No puedo entender,
Alberto del alma mía, por qué has
cambiado tanto por qué te regodeas
en hacerme sufrir.

(Continúa)

El Dr. Alzheimer pensaba que Augusta padecía una enfermedad muy rara. Sin embargo, hoy se sabe que la Enfermedad de Alzheimer es la causa más común de la demencia, y se teme que llegue a convertirse en una de las peores epidemias del siglo XXI.

Alzheimer NO es la única enfermedad que produce demencia

Además del Alzheimer, que hasta el momento no es curable, la demencia puede ser una consecuencia de otras enfermedades que se pueden curar. Esto es muy importante repetirlo: **la demencia puede ser una consecuencia de otras enfermedades que son CURABLES.**

Por ello es de suma trascendencia que el neurólogo identifique claramente y sin lugar a dudas el tipo de demencia que la persona padece, ya que de ello depende el tratamiento que debe seguir y el resultado final del mismo.

Por ello también las demencias se clasifican en **reversibles** (que se pueden curar) y **no reversibles** (incurables).

Existen distintos tipos de demencia

Habíamos visto anteriormente que la demencia es el deterioro de las capacidades intelectuales de una persona. Ahora veremos que existen varios tipos de demencia y éstas son clasificadas de acuerdo a la enfermedad que la produce:

* Demencias Degenerativas
* Demencias Infecciosas
* Demencias Vasculares
* Demencias Metabólicas
* Demencias Toxicas y
* Demencias Neoplásicas.

Demencias Degenerativas

Entre las demencias degenerativas se encuentran las producidas por la enfermedad de Alzheimer, la Demencia por Cuerpos de Lewy, la Enfermedad de Pick y la Enfermedad de Parkinson. Estas demencias son irreversibles hasta el día de hoy, (incurables) aunque la ciencia avanza a pasos agigantados y existen muchas esperanzas de que un día no muy lejano se encuentre cura para la mayoría de ellas.

Demencias Infecciosas

Entre las demencias producidas por enfermedades infecciosas, tenemos las producidas por el Síndrome de Inmunodeficiencia Adquirida (SIDA), la enfermedad de Creutzfeldt-Jakob y la sífilis.

Demencias Vasculares

Entre las demencias producidas por enfermedades vasculares, tenemos el multi-infarto, y la enfermedad de Binswanger.

Demencias Metabólicas

Las enfermedades de la glándula tiroides: hipotiroidismo e hipertiroidismo; la insuficiencia hepática y renal y la deficiencia de vitamina B-12 producen demencias clasificadas como metabólicas.

Demencias Tóxicas

El alcoholismo y la drogadicción pueden producir demencias de tipo tóxico.

Demencias Neoplásicas

Las producidas por tumores cerebrales.

Las enfermedades degenerativas: similitudes y diferencias de los síntomas

Para el propósito específico de este libro, y porque los síntomas resultan tan parecidos que en muchos casos llegan a confundirse, vamos a referirnos con más detalles a las enfermedades degenerativas que producen demencias, como la Demencia por Cuerpos de Lewy, la Enfermedad de Pick, la Enfermedad de Parkinson y, por supuesto, la Enfermedad de Alzheimer.

La Demencia con Cuerpos de Lewy

La Demencia con Cuerpos de Lewy (DCL) es una enfermedad que ha comenzado a entenderse solamente en los últimos años. Su principal característica es el deterioro mental, pero con algunos síntomas de parkinsonismo. El enfermo también padece alucinaciones visuales y deterioro de la atención y la concentración.

Hasta hace una docena de años muchos casos de Demencia con Cuerpos de Lewy se diagnosticaban por error como Alzheimer o como Enfermedad de Parkinson.

Hoy se sabe que en los pacientes de Alzheimer la primera capacidad que se ve afectada es la memoria, mientras que en la Demencia con Cuerpos de Lewy se ven más afectada atención y la percepción visual.

Cuando un enfermo con Demencia con Cuerpos Lewy muere, durante la autopsia los científicos encuentran en su cerebro unas proteínas de forma redondeada, en lugar de las placas y los ovillos neurofibrilares que encuentran en los enfermos de Alzheimer.

Demencia debida a la Enfermedad de Pick

La Enfermedad de Pick no es muy frecuente. Las personas que sufren esta enfermedad están entre las edades de 50 a 60 años, generalmente, y confrontan problemas en el lóbulo frontal, lo que les produce cambios de personalidad y conductas inapropiadas en público. El enfermo también presenta reducción de sus capacidades intelectuales y del habla. Si usted ha oído hablar de *Demencia Fronto-temporal, Demencia Semántica o Afasia Primaria Progresiva, se trata de la misma enfermedad con distintos nombres.*

Demencias debido al Parkinson

Como ya deben suponer, la enfermedad de Parkinson fue descubierta, o descrita por el Dr. Parkinson. Su nombre era James… James Bond… no, en serio, James Parkinson.

El médico británico bautizó la enfermedad en 1817 con el nombre de "La Parálisis Temblorosa", con lo que trataba de describir los hoy perfectamente conocidos síntomas de la enfermedad: la rigidez de las extremidades y el tronco, lo que acompaña al temblor de las manos, los brazos, las piernas y la mandíbula. Otra característica es la lentitud y la falta de balance del enfermo.

Demencia debida a la enfermedad de Alzheimer

Aquí vamos a hablar en detalle de cada uno de los síntomas de Alzheimer, porque ellos conforman el cuadro que nos permite tomar acción ante la sospecha de que uno mismo, un amigo o un ser querido pudiera estar padeciendo de esta enfermedad.

Diario de María
El viaje al olvido...

1/19

¿Qué quisiera yo pedirte? Me preguntas.
Quisiera pedirte que me dejaras convertirme
en una cucaracha, o en estatua de nieve y
me dejaras sola con la frialdad de mi alma.
Quisiera pedirte que me dejaras jugar
a algún juego que terminara feliz o que
nunca terminara. Un juego en el que nadie,
nunca me olvidara. Quisiera pedirte que
me dejaras sola para no tener sobre mi
conciencia ese dolor que te estoy causando.
Y quisiera pedirte que no me defiendas más,
y que no me rescates más, para que la confusión
y el dolor terminen ya de una vez.

(Continúa)

Capítulo -7- La pérdida de la memoria

Es el primer síntoma que aparece en la Enfermedad de Alzheimer. Al principio, este síntoma puede pasar inadvertido porque todos sufrimos de vez en cuando de olvidos benignos, y en un mundo lleno de estrés como en el que vivimos, la mayoría de las personas se quejan de sus olvidos.

Más adelante vamos a hablar de las diferencias entre los olvidos benignos y el tipo de pérdida de memoria que debe preocuparnos.

Pero para comprender la importancia de la pérdida de la memoria, vamos a ver primero qué es la memoria y por qué es tan importante.

La Memoria ¿Cómo Funciona?

La memoria es la capacidad del ser humano de almacenar, catalogar y recordar los hechos que acontecen en su vida o en el mundo que le rodea, ya sean ideas, imágenes, pensamientos o conocimientos.

Para comprenderla mejor, la ciencia ha catalogado la memoria en dos partes principales, según su utilización:

Memoria a corto plazo (o memoria primaria)
Memoria a largo plazo (o memoria remota)

La memoria a corto plazo es la que sirve para guardar una información solamente por un corto período de tiempo, estamos hablando de minutos o segundos.

Diario de María
El viaje al olvido...

1/29

¿Con quién quisiera yo encontrarme? Me
preguntas.
Quisiera encontrarme conmigo misma.
Quisiera deshojar el tiempo y volver a armar
el árbol de navidad que alguien dijo
que somos.

(Continúa)

Por ejemplo, usted va manejando, y alguien le llama por el teléfono celular y le da un número que usted necesita ahora mismo, pero sabe que nunca más le servirá para nada. Usted repite el número y lo guarda en la memoria a corto plazo. Si algún hecho de pronto le distrajera, por ejemplo otro chofer que se le encimara demasiado, usted podría perder el recuerdo del número que le acaban de dar. Aunque nada le distrajera y usted hiciera la llamada que necesitaba hacer, muy posiblemente no recordaría el número quince minutos después. Usted ha acabado de utilizar la memoria a corto plazo, o como también se le llama, la Memoria Primaria.

La memoria a largo plazo le sirve para almacenar conocimientos por días o años, algunos a través de toda la vida, y es la que está funcionando cuando usted recuerda la casa de su niñez, pero también es la que usted usa cuando recuerda lo que almorzó ayer.

Memoria episódica y memoria semántica

La memoria episódica es la que guarda información personal, o relativa a uno mismo, o al mundo en el que uno participa. Y la memoria semántica es la que guarda nuestros conocimientos conceptuales y nuestras ideas sobre el mundo.

Por ejemplo: yo recuerdo que cuando era niña mis padres me llevaban a comprar los alimentos, todos los viernes por la mañana. (Ese recuerdo está guardado en mi memoria episódica).

Ahora pienso: "Es odioso que al divorciarse mis padres se acabaran las compras de los viernes". (Ese es un concepto, una idea, o una opinión, y está guardado en mi memoria semántica).

Muchas veces el cerebro no descarta la información que llega a la memoria de corto plazo, sino que la transfiere a la memoria de largo alcance a través del hipocampo (llamado así porque su forma recuerda a un caballito de mar o hipocampo). El **hipocampo** se encuentra situado en el lóbulo temporal y desempeña un papel de extrema importancia en la memoria humana.

El Hipocampo y el hombre al que le borraron el pasado

La tremenda importancia del hipocampo en la memoria humana se supo por casualidad o, si se quiere, por un error de la ciencia.

Cuentan los que supieron de este caso (que fueron todos los científicos de la época) que en el año 1953, un neurocirujano norteamericano, graduado de la Universidad de Harvard, realizó una cirugía a un hombre de 27 años, llamado Henry M. que sufría de epilepsia.

El cirujano esperaba que la operación curaría la epilepsia del pobre hombre, así que extirpó una gran parte del hipocampo del paciente.

Dicen que la operación le ayudó con su epilepsia, pero también cambió para siempre la vida de Henry, del médico que lo operó y de todos los científicos de la época, muchos de los cuales estuvieron estudiando a Henry M. y su hipocampo durante años.

Como el hipocampo se encuentra ubicado en el lóbulo temporal, al remover parte de éste, Henry M. perdió la facultad de formar nuevos recuerdos. Y aunque continuó cumpliendo años, su pasado se paró a la edad en que lo operaron.

El era una persona normal mientras vivía en el presente, pero sus recuerdos se iban borrando inmediatamente. Así que cuando cumplió 60 años y se miró al espejo, no reconoció a aquel anciano que le miraba, y tampoco sabía qué había pasado con su vida desde que había cumplido los 27.

Ese terrible error de un científico enseñó a la ciencia la importancia del hipocampo para la memoria.

La memoria se desarrolla

El cerebro es la parte más compleja del cuerpo humano y la más perfecta computadora que existe. La memoria es una de sus características más fascinantes. Sin embargo, el cerebro no es una red de cables uniformes que viene empaquetado con el bebé cuando este nace.

Se sabe que el niño viene al mundo con los instrumentos necesarios para desarrollarse. Y es en la vida y en su relacionarse con el mundo que le rodea, que el cerebro adquiere sus dimensiones permanentes. También se sabe que a medida que uno va aprendiendo nuevas cosas todos los días, nuevas conexiones se van agregando a los circuitos que ya existían.

Y los nuevos recuerdos son registrados de acuerdo a los nuevos circuitos creados. La función de la memoria es tan importante, que más adelante tendremos un capítulo dedicado especialmente a como mejorarla.

La pérdida de la memoria NO es causa del envejecimiento

Antes se pensaba que la pérdida de la memoria era una cosa normal entre los ancianos. Y es cierto que con la edad se va perdiendo rapidez y frescura, pero todos conocemos ancianitos que tienen una memoria envidiable.

Diario de María
El viaje al olvido...

3/2

    Como soportar este peso incalificable de palabras intrascendentes puestas en un papel para al menos apresarlas por un momento y poder expresarme. Cuando la palabra se desnuda hasta la piel, y se arranca pellejo a pellejo, hasta que queda en el puro sonido, y deja las almas desencajadas y los pensamientos estrujados. No quedan latidos sepultados ni llantos desperdiciados. Es para estar así de pronto diciendo nada de nada como si la pesadez del mundo te cayera de cabeza y se ahogara en alguno de mis enredos.

(Continúa)

¿Por qué? ¿Cómo es posible que unas personas mantengan su memoria y otras las vayan perdiendo progresivamente? Parece que la memoria se puede perder por muchas razones: medicinas, enfermedades y accidentes. Pero no solamente por la edad, como se pensaba antes.

Hoy en día la mayoría de los especialistas está de acuerdo en que los olvidos benignos nos ocurren a todos, no importa la edad que tengamos, y que la pérdida de la memoria no es parte del proceso natural de envejecer.

Asimismo, el aumento sustancial de los casos de Alzheimer en Estados Unidos, y en el mundo entero, durante los últimos años, ha provocado también una explosión en el número de estudios que se realizan sobre como mejorar la memoria.

Hoy en día hay talleres de la memoria, gimnasios mentales, calistenia del cerebro y otras muchas iniciativas que tratan de poner la mente en forma, de la misma manera en que se trata de poner en forma el resto del cuerpo.

Cuidado con los olvidos constantes

El investigador Andrew Saykin, profesor de psiquiatría de la facultad de medicina de la Universidad Dartmouth en Lebanon, New Hampshire, dijo en un estudio publicado en la revista Neurology, de septiembre de 2006, que los adultos que se quejaban de pérdida de memoria constante, mostraron en sus cerebro cambios iguales a las personas con Alzheimer, incluso cuando las pruebas de conocimiento dieron resultados normales.

El científico dijo que "los que tienen quejas e inquietudes cognitivas significativas deberían hablar con sus médicos y hacerse una evaluación exhaustiva".

También hizo hincapié en que las quejas de falta de memoria constantes deberían tomarse siempre en serio.

En el estudio participaron 120 adultos de 60 a 90 años. 40 de ellos tenían quejas de conocimiento, que incluían olvidos ocasionales pero preocupantes. A todos ellos se les realizaron pruebas neuro-psicológicas comunes donde el resultado fue normal.

Otras 40 personas del estudio padecían de problemas cognitivos leves, y otras 40 eran personas saludables, sin quejas de tipo cognitivo.

Los resultados del estudio mostraron que los grupos de quejas cognitivas y de discapacidad cognitiva leve tenían patrones similares de disminución de neuronas en sus cerebros. El grado de pérdida de neuronas estaba relacionado, dijo el científico, con la extensión de las quejas de memoria.

Otro estudio publicado en la misma revista Neurology de junio/2006, dio a conocer el trabajo de un grupo de científicos de la Universidad de Rush, en Chicago, donde se encontró que los problemas de memoria episódica correspondía con el Alzheimer de etapa inicial no diagnosticado.

Diferencia entre olvidos benignos y olvidos por demencia

La mayoría de los estudiosos parecen estar de acuerdo en que si sus olvidos son constantes y afectan de una manera visible sus actividades de la vida cotidiana, ya sea en su hogar, socialmente, o en el trabajo, esos olvidos debieran preocuparle y usted debiera consultar a un neurólogo.

Si de vez en cuando usted olvida donde puso las llaves, puede ser por estrés u otra condición, pero si usted olvida para que se usan las llaves, entonces sí necesita ver inmediatamente a un neurólogo.

Si usted olvida el nombre de alguien que conoció hace algún tiempo, no tiene problemas; además, es posible que lo recuerde más tarde. Pero si usted olvida el nombre de un hijo, (o cualquier persona allegada) y no vuelve a recordarlo más tarde, debería ver a un neurólogo.

Si usted cometió un error al escribir un cheque, eso puede pasarle a cualquiera. Pero si usted olvidó totalmente como escribir un cheque, debería ver a un neurólogo.

Si usted se pierde un día mientras busca una nueva dirección, eso posiblemente le ha pasado a todo el mundo en alguna ocasión. Pero si usted se pierde yendo a un lugar al que va frecuentemente, como al trabajo, o a su hogar, debería ver a un neurólogo.

Una diferencia importante entre los olvidos benignos y los olvidos preocupantes, es que las personas olvidadizas siempre han sido así. En los casos de Alzheimer, los olvidos se agravan en el transcurso de meses.

A veces la persona misma no se da cuenta de que está teniendo demasiados olvidos y es la familia la que empieza a preocuparse. Si usted ve que un familiar suyo, o amigo, está teniendo demasiados problemas con la memoria, sugiérale ver a un médico. En este libro mas adelante vamos a hablar sobre como sugerir a las personas que deberían ver a un neurólogo.

¿Es usted distraído, olvidadizo?

Existen personas distraídas. Si usted es una de esas personas que siempre han sido distraídas, y un día, mientras maneja se pasa de la esquina donde vive, es posible que todo esté bien. Pero si usted siempre está alerta y nunca se distrae mientras conduce su auto, sería mejor que averiguara por qué se distrajo esta vez.

También existen medicinas que se compran con o sin receta médica, que pueden afectar su memoria. Más adelante hablaremos de ellas.

Diario de María
El viaje al olvido...

4/19
3:30 de la madrugada

Allá, a lo lejos, hay una lucecita
con puntas, como una estrella. La luz
parece lejana, pero realmente no puedo
distinguir si está lejos o cerca... de
momento no puedo enfocar la mirada.
Un aire fresco entra por la puerta
abierta, y mueve levemente la cortina
vertical.
Afuera está muy oscuro, excepto por
aquella lucecita, y los focos de
luz proyectados fugazmente por los autos
que van y vienen por la calle.
La luz de los autos barre las paredes.
Se encarama, como lagartija, por las
paredes y trepa hasta el techo y recorre
el techo en un haz que se repite
y baja y sube interminablemente...
¿Por qué los autos no dejan de pasar?...
¿Por qué veo la luz de los autos dentro
de mi cuarto? Las paredes, parecen
alejarse y acercarse...

(Continúa)

¿Cómo el Alzheimer afecta la memoria?

Durante la primera etapa de la enfermedad las personas que padecen Alzheimer mantendrán casi intacta su memoria del pasado, pero tendrán cada vez más problemas con los olvidos de situaciones y acciones recientes. Una persona con Alzheimer puede afirmar algo, por ejemplo, que llamó a una amiga, y minutos después decir que no ha hablado con esa amiga desde hace mucho tiempo.

Olvidos que sugieren la enfermedad de Alzheimer

Olvidar cómo hacer cosas en las que usted era un especialista. Por ejemplo, una persona que durante años llenó la planilla de impuestos de casi toda la familia, de pronto no puede hacerlo. Una cocinera que de pronto no recuerde cómo cocinar. Un carpintero con experiencia que de pronto no sepa cómo construir un gabinete.

- Indiferencia hacia personas que antes amaba.
- Repetir las mismas historias una y otra vez sin darse cuenta que ya las ha dicho.
- Repetir las mismas frases una y otra vez en la conversación.
- Tener olvidos más frecuentemente de lo normal.
- Dificultad para adquirir nuevos conocimientos.
- Tomar decisiones que a ojos vistas no tienen sentido.
- Perder cosas importantes frecuentemente: dinero, la cartera, el monedero, los documentos de identidad, las tarjetas de crédito. (O Perderlas por un tiempo porque las ha guardado en lugares inverosímiles.)
- No poder manejar las cuentas bancarias (cuando anteriormente la persona siempre lo hizo.)
- Cometer errores importantes y frecuentes en el trabajo.

* Problemas con el lenguaje. Tener dificultad en la comunicación y en las conversaciones por el olvido constante de palabras. *Afasia* es el nombre que se da a la pérdida de vocabulario o la incomprensión de palabras comunes. Las personas que padecen Alzheimer en etapas moderadas, hablan muchas veces en oraciones inconexas, incomprensibles.

* Perderse en lugares conocidos, no saber donde se encuentra, perder el camino a la casa o al trabajo o hacia un lugar que frecuenta a diario.

* Dar opiniones fuera de lugar o que hieren a otros sin saberlo (sobre todo si la persona siempre fue cuidadosa con el sentimiento de los demás.)

* No comprender explicaciones complejas o abstractas (si la persona anteriormente los comprendía.)

* Dejar de pronto de leer (si la persona era una lectora ávida.) Ello puede estar diciéndonos que la persona ya no puede seguir el hilo de una trama.

* Dejar de interesarse en ver películas (si la persona era una amante del cine). Igualmente ello puede estar diciéndonos que ya no puede seguir la trama y por tanto pierde interés.

* Poner las cosas en lugares inapropiados, por ejemplo, la ropa interior en el congelador, la comida en el baño.

Cambios en el comportamiento: no llevarse bien con niños cuando antes le encantaban, o con las personas mayores, si antes era tierna con ellas. Salir de la casa en ropa interior o sin ropa. Mostrar sus partes. Volverse insolente u ofensivo. Volverse demasiado humilde, acobardado.

* Cambios de personalidad. Una persona que era reservada, volverse demasiado extrovertida. Una persona que era muy dulce, volverse irascible. Una persona muy organizada volverse desorganizada.

+ Falta de iniciativa. No saber como empezar algo, o como resolver un problema, o qué hacer ante una situación.

+ Incapacidad para recordar información personal como el cumpleaños, la profesión, la edad, el teléfono, la dirección.

+ No poder abotonarse la camisa, los pantalones o hacer el nudo de los zapatos. *Apraxia* es el nombre que se da a la pérdida de control de sus propios músculos.

Pero ¡OJO!
Hay otras situaciones que afectan la memoria

Ya vimos anteriormente que existen otras enfermedades degenerativas que producen demencia. También vimos que pueden producir demencia las infecciones, como el SIDA; los accidentes vasculares, como la embolia; las enfermedades metabólicas, como los desajustes de la tiroides; situaciones tóxicas, como el alcoholismo y la drogadicción; y enfermedades neoplásicas, como un tumor.

Excepto las enfermedades degenerativas, las demás demencias son reversibles, lo que quiere decir que pueden mejorar o sanar con algún tipo de tratamiento.

Y además de ser tratables, la mayoría de esas enfermedades pueden diagnosticarse muchas veces con un simple examen de sangre.

Por ejemplo, el hipotiroidismo (deficiencia de la hormona que produce la glándula tiroides), y el hipertiroidismo (exceso de la misma hormona) ambos casos producen síntomas muy similares a los de la enfermedad de Alzheimer: demencia con confusión, problemas del lenguaje, olvidos constantes, entre otros síntomas.

Diario de María
El viaje al olvido...

4/19

Trato de ver todo a través de los ojos entrecerrados, sin mover la cabeza... Algo anda mal... Hay un peligro inminente en algún lugar, y no puedo definir qué es... como una cosa fuera de lugar, algo que falta...

Siento que una mano gigante me oprime la garganta. Estoy llorando en silencio. ¿Por qué? Dos lágrimas ruedan fugazmente por el puente de mi nariz. Se deshacen en la almohada.

Esta tristeza es el tipo de tristeza de cuando alguien muy amado muere... alguien sin el que uno cree no poder vivir... Trata de pensar, María ¿quién ha muerto? trata de enfocar tu mente. ¿Quién, que amas más que la vida, te ha dejado tanta densidad en el alma? ¿A quién vivirás buscando sin encontrar ya jamás? ¿A quién llorarás hasta cuando ya no te queden lágrimas?

(Continúa)

Ambas enfermedades del tiroides pueden detectarse con una prueba de sangre, y los síntomas comienzan a desaparecer unos días después de comenzado el tratamiento.

Depresión

La depresión puede también producir síntomas parecidos a la demencia del tipo Alzheimer, pero con un buen tratamiento la persona debe comenzar a mejorar. Hay otras diferencias entre la demencia del tipo Alzheimer y los síntomas de la depresión:

+ El comienzo de la enfermedad de Alzheimer no se puede precisarse exactamente. Al pasar el tiempo y empeorar el enfermo, los familiares suelen recordar pasajes que debieron avisarles que algo andaba mal. Pero en aquel momento nadie estaba preparado para darse cuenta. En la depresión, sin embargo, el comienzo es más abrupto y visible. La misma persona y los familiares recuerdan cuando el enfermo comenzó a sentirse mal.

+ La persona que padece depresión, generalmente ha sufrido algún desequilibrio químico durante distintas etapas de su vida, mientras el que padece de Alzheimer pudo vivir una vida normal hasta que los síntomas comenzaron a interferir en las actividades de la vida diaria.

+ Las personas con demencia del tipo Alzheimer pueden disfrutar por varios años de las cosas placenteras de la vida; mientras las personas deprimidas reaccionan negativamente incluso ante actividades placenteras.

Algunas medicinas pueden afectar su memoria

Existen medicinas, lo mismo compradas sin receta como recetadas por médicos, que pueden afectar su memoria y producir síntomas parecidos a la demencia del tipo Alzheimer.

Nota importante antes de continuar leyendo:

Recuerde, usted no puede dejar de tomar sus medicinas sin consultar con su médico. Estas referencias se ofrecen sólo para información personal, no son un consejo médico ni en ningún caso pueden sustituir las órdenes de su doctor o farmacéutico.

Si usted o algún ser querido está tomando algunas de las siguientes medicinas, y está presentando problemas de memoria, confusión, desorientación u otros síntomas parecidos a la demencia, debe hablarlo con su médico porque él puede determinar si son las medicinas las que le están produciendo esos síntomas. Si ese es el caso, el médico quizás pueda recetarle otro medicamento que realice las mismas funciones, sin los efectos secundarios.

Medicinas que pueden producir reacciones secundarias parecidas a la demencia

Anticolinérgicos, recetados a personas con problemas de incontinencia urinaria

Anti-eméticos, recetados contra los vómitos

Anti-histaminas, alivia los síntomas de alergia

Antidepresivos, recetados para tratar la depresión

Sedativos, recetados para tratar la tensión y el insomnio

Antibióticos, para tratar las infecciones

Narcóticos / analgésicos, trata los dolores

Corticosteroides, tienen propiedades anti inflamatorias

Digoxin, es usado para tratar problemas del corazón

Disopiramida, también trata problemas del corazón

Lithium, se usa para enfermedades mentales

Cimetidina, se usa para tratar úlceras gástricas

Indometacina, medicamento antiinflamatorio

Relajantes musculares, para relajar los músculos

Anticonvulsivos, para tratar las convulsiones

Agentes Antipsicóticos, para tratar problemas mentales

Agentes Anti parkinsonianos, recetados a personas con síntomas de Parkinson.

Capítulo -8- La importancia de recibir una diagnosis temprana

Escuchar la palabra "Alzheimer" cuando el neurólogo nos dice que está listo para hacer una diagnosis, puede ser el momento más difícil en la vida de una persona, y en la vida de toda la familia. Ciertamente es un golpe directo en la cabeza y el corazón del ser querido que sabe se tendrá que convertir en cuidador del enfermo.

Allí mismo, en la oficina del médico, comienza una lucha desgarradora del enfermo y sus familiares, para tratar de comprender qué ha pasado, porqué están pasando por eso, qué les depara el futuro, y cómo podrán sobrevivir a la enfermedad.

Mientras más temprano se detecte la enfermedad, mucho mejor será para todos. Para el enfermo porque podrá ser atendido con medicinas que retardan los estragos de la dolencia. La diagnosis temprana permite que el enfermo se beneficie lo antes posible de los tratamientos y servicios que existen para ayudar tanto al enfermo como a los familiares.

Con una diagnosis temprana se beneficia la familia también, porque así puede informarse a tiempo y entender como ayudar mejor al ser querido, y como enfrentar la prueba que la vida les ha deparado, sin que ésta tenga que convertirse en una pesadilla.

Asimismo, con una diagnosis temprana se pueden arreglar a tiempo los asuntos legales, financieros, de salud y familiares.

Cómo se diagnostica la enfermedad de Alzheimer

Dijimos anteriormente que hasta el momento de publicado este libro, la única manera de saber si el enfermo padece la enfermedad de Alzheimer con un 100% de certeza, es después de la muerte, cuando se practica la autopsia.

Diario de María
El viaje al olvido...

4/19

Recuerda. Trata de recordar, María: es de noche. Afuera está oscuro. Dentro de tu casa hay tinieblas, como hay tinieblas dentro de tu alma y dentro de tu cabeza. Y hace frío.

Yo debiera estar en mi casa, mi cama, mi cuarto... ¿por qué todo ha sido cambiado de lugar?... ¿por qué la puerta está abierta?

¿Por qué no me muevo? Si tuviera suficiente energía como para moverme... si pudiera saber si estaba soñando, si pudiera reaccionar y ver por qué hay un hombre en la intimidad de mi cuarto... ¿Por que hay un extraño en la intimidad de mi cuarto? La sombra de un hombre alto y fuerte se mueve cautelosamente en la penumbra: abre mis gavetas, desorganiza mis cosas... El hombre vestido de negro, entra en el closet, y allí tarda mucho tiempo... ¿qué hace ese extraño en mi closet?

(Continúa)

Durante la autopsia, si los médicos ven las placas y los anillos fibrilares, (como en el caso de Augusta D., la paciente del Dr. Alzheimer) entonces se confirma oficialmente el diagnóstico de Alzheimer. Y es que hoy en día aún no existe una prueba infalible que el médico pueda realizar para diagnosticar la enfermedad sin lugar a dudas.

Sin embargo, existe una serie de pruebas que pueden darle al médico una certeza casi completa de que el paciente padece de Alzheimer. Y la manera de hacerlo es eliminando otras causas, que como vimos anteriormente también producen problemas de memoria o demencia.

¿Cómo sabe el médico qué tipo de demencia es?

Cuando el neurólogo diagnostica la Enfermedad de Alzheimer, lo que realmente escribe en el diagnóstico es "Demencia" probablemente del tipo Alzheimer, o "Demencia" posiblemente del tipo Alzheimer. Para una persona no entrenada esas dos frases parece que quieren decir lo mismo, pero tienen sus importantes diferencias:

Demencia **probablemente** del tipo Alzheimer, indica que han sido descartados otros trastornos que también pueden producir demencia, y que el médico tiene un 90 por ciento de seguridad que los síntomas se deban a la Enfermedad de Alzheimer.

Demencia **posiblemente** del tipo Alzheimer, quiere decir que es posible que la demencia del enfermo sea del tipo Alzheimer, pero que no todas las otras causas de demencia han podido ser eliminadas.

¿Qué pruebas se hacen para diagnosticar la enfermedad?

Entrevista con el enfermo y algún miembro de la familia. Durante la entrevista con el enfermo y el familiar el especialista hace preguntas sobre la historia médica del enfermo: los problemas médicos que ha tenido durante su vida y los problemas que está confrontando en la actualidad. Pregunta qué medicinas está tomando, tanto las recetadas como las que se compran sin recetas.

SUGERENCIA:

Llévele al médico una lista de medicinas, dosis y el nombre del doctor que la recetó; los problemas de salud del paciente en el pasado, para no perder tiempo tratando de recordar.

Los problemas que el paciente está confrontando en la actualidad.

Examen Físico: el médico también llevará a cabo un examen físico completo, incluyendo la vista y el oído.

Pruebas de laboratorio: examen de sangre y orina; tiroides, hígado, glucosa.

Depresión: el médico hará preguntas personales y familiares para ver si existen razones por las cuales el paciente pudiera estar deprimido.

Examen Neuro-psicológico. El médico tiene a su disposición una gran variedad de pruebas mentales para ver como está la memoria del paciente, su orientación espacial, su capacidad de resolver problemas, su atención y enfoque, y su coordinación.

Otras pruebas: Si el neurólogo aún no puede llegar a una conclusión, sugerirá otras pruebas más profundas, como una Tomografía Computarizada (TC) o Imagen de Resonancia Magnética (En ingles MRI), los cuales tomarán una especie de radiografía del cerebro, para detectar si algún tumor o coágulo de sangre pudiera ser la causa de los síntomas.

Si aún lo cree necesario, el neurólogo prescribirá un **PET Scan,** cuyas siglas quieren decir Positron Emission Tomography (Tomografía por Emisión de **Positrones)**. Es un tipo especial de proyección de imagen del cerebro que utiliza compuestos radiactivos especiales. Es costoso pero proporciona información que los CT y MRI no pueden proporcionar. Además, algunos seguros de salud lo cubren en algunos casos.

MEEM
Mini Examen del Estado Mental
(MiniMental State Exmination)

Cuando hay sospechas de demencia o quejas de problemas de la memoria, el neurólogo, y a veces hasta el médico de cabecera, llevará a cabo el Mini Examen del Estado Mental. Esta es la prueba más utilizada por los especialistas cuando hay problemas cognitivos o de memoria, o sospechas de demencia. Esta prueba examina no sólo la memoria, sino también la atención y el razonamiento.

El médico hace una serie de preguntas y el paciente gana puntos por cada respuesta correcta que conteste. El máximo es 30 puntos. Y cuando la calificación es menor de 24, el especialista puede comenzar a dirigir su investigación hacia la posibilidad de que el paciente padezca de demencia. Ese examen contiene preguntas sobre:

Memoria. Por Ej. El médico le dice al paciente tres palabras como *mono, casa* y *árbol.*

Diario de María
El viaje al olvido...

4/19

Cuando el hombre sale del closet
viene directamente hacia mí...

Dios, viene hacia mí y trae algo
en sus manos... se acerca, puedo sentir
su aliento muy cerca de mi cara...
siento su piel caliente en mi piel...
está tocándome el rostro... me va a
matar... ¡es un ladrón y me va a
matar! Estoy gritando con todas
las fuerzas de mis pulmones, pero él
no me oye. Nadie me oye. Aquel grito
despavorido nunca salió afuera de mi
cabeza. Me quedo muda, inmóvil, casi
sin respirar, como si de verdad
estuviera dormida... el hombre ha
decidido irse, gracias a Dios, por
alguna razón decidió no matarme y
ahora se retira con un saco en sus
hombros, tratando de no hacer ruido.

(Continúa)

El especialista pide al paciente que las grabe en su memoria. Más tarde durante el examen él preguntará cuáles eran las palabras para ver si las recuerda. Esta parte vale 3 puntos = un punto por cada palabra.

Orientación: Es para ver como está la orientación tempo-espacial en el paciente. Por Ej. *¿En qué ciudad estamos? ¿Qué día de la semana es hoy? ¿En qué mes estamos? ¿Qué hora es?* Esta parte vale 10 puntos.

Concentración: El médico puede pedir al paciente restar a 100 cifras de 7 en 7. O sea, la respuesta debe ser 100- 93 - 86 - 79 - 72... y así sucesivamente. El médico puede cambiar las cifras.

También el médico puede pedir al paciente deletrear una palabra de atrás hacia delante. Por Ej. *Mundo = 0-d-n-u-m* . Esta parte del test vale 5 puntos.

El resto de los puntos se ganan con preguntas sobre **lenguaje, escritura y dibujo:** Por Ej. El médico puede preguntar al paciente ¿qué es esto? Señalando una mesa, un libro, un lápiz, etc.

El especialista puede pedirle al paciente que repita una oración, o que le diga el nombre común de 10 animales. Por ejemplo: perro, gato, gallo, vaca...

Puede pedirle que dibuje un reloj con las manillas a una hora específica, que se toque la nariz o la oreja, que escriba una oración en un papel. También puede entregarle una hoja de papel y darle instrucciones a seguir que incluyen tres pasos: por Ej. Tome esta hoja, dóblela a la mitad, y póngala en el piso.

Y finalmente, el médico también puede pedirle que copie un dibujo que le dará, de dos figuras geométricas que se interceptan.

La Calificación

Normal: Un puntaje de 27 o más
Condición indefinida: entre 23 y 26
Anormal: 22 y menor
Primera Etapa de Alzheimer: entre 20 y 26
Alzheimer moderado: entre 10 y 19
Alzheimer Intenso: 10 o menos

Si usted piensa que obtuvo una baja calificación porque estaba muy nervioso, o cualquier otra razón, puede pedir al médico que le repita el MMSE.

Una baja calificación NO quiere decir Alzheimer

A pesar de que este Mini Mental Test es uno de los más usados por los especialistas para comenzar el proceso de investigación mental de una persona, es importante notar que el hecho de obtener un baja puntuación no quiere decir que el paciente padezca Alzheimer.

Existen otras muchas razones por las cuales alguien puede obtener una baja calificación, entre ellas, la educación y el nerviosismo de enfrentarse a algo nuevo.

Sea cual sea su calificación en el MMSE, usted debe pedirle al médico que se la de por escrito. De la misma manera que debe pedir una copia de los resultados de todas las pruebas que le practiquen. Recuerde que usted podría cambiar de especialista frecuentemente y debe tener una copia de su expediente. Cuando alguien le pida esa

información usted entrega una copia y se queda siempre con una. A nadie le importa más su salud que a usted mismo.

Para hacer una diagnosis el médico estudia ese *test* junto a otras características de la persona, lleva a cabo otras pruebas y una variedad de exámenes de los que ya hemos hablado.

Asimismo, los especialistas saben que la educación de la persona puede alterar los resultados del MMSE. Por ejemplo, una persona con principios de Alzheimer puede obtener una calificación alta porque las preguntas resultan fáciles para ella. De la misma manera, una persona de baja educación, que no padece Alzheimer, puede obtener una calificación muy baja.

La guía del Servicio de Salud Nacional (NHS por sus siglas en inglés) recomienda que el paciente debe obtener una calificación de menos de 12 puntos para que el médico comience a recetarle uno de los medicamentos que se administran en el caso de Alzheimer, como Aricept, Exelon o Reminyl.

Diario de María
El viaje al olvido...

4/19

Sigo los pasos del extraño con la
mirada, los ojos aún entrecerrados
para que él crea que estoy dormida.
El intruso entró limpiamente por la
puerta de cristal que da a la calle. Y
ahora sale por ella con una bolsa en
el hombro...

¿Por qué está abierta la puerta?
¿Estaba soñando o acabo de vivir
la experiencia más aterradora de
mi vida?
La cabeza comienza a dolerme de
nuevo. Ahora que tengo que ir
a ver a un cliente, en Loxahatchee.
Tengo que ir lo antes posible antes de
que pierda todo el dinero del trabajo.

Afuera la noche está clara y fresca.
Disfruto la brisa que me acaricia el
rostro. Un olor a pan recién
horneado me trae a la memoria
las mañanas de mi niñez.

(Continúa)

Capítulo -9- ¿Quiénes forman el equipo ideal para tratar Alzheimer?

El paciente

La persona más importante en el equipo de cuidados es el mismo paciente. Esta persona, que está perdiendo sus facultades día a día, puede convertirse en una pesadilla para todos los que le rodean, o puede ser un aliado, si los que le rodean aprenden a comunicarse con él o ella sin añadir más estrés a la ansiedad que normalmente este siente.

Y esa es otra de las razones por las cuales una diagnosis temprana es importante. Cuando la enfermedad se diagnostica tempranamente, el mismo enfermo puede cooperar para educarse y contribuir a su propio bienestar y al bienestar del cuidador y de toda la familia, sobre todo al principio de la enfermedad.

El cuidador
"It takes a Village" (Se necesita a todo un pueblo)

La segunda persona más importante en el equipo de cuidados de un paciente con demencia es el cuidador. El cuidador es el experto y el que más sabe sobre el enfermo. Y después de un tiempo, cuando se educa, será el que más sabe también sobre Alzheimer. Desdichadamente, con demasiada frecuencia el cuidador se convierte en la segunda víctima de la enfermedad. Parafraseando la frase de la senadora Hillary Clinton *"Para Educar a los Niños se Necesita a todo un pueblo"*, yo digo: Para cuidar a un enfermo de Alzheimer se necesita a todo un pueblo".

Si todo el mundo pone su granito de arena, no tendrían que haber víctimas en este drama: la familia, los amigos y la comunidad en general, cada uno puede cooperar y quitar algo del peso que sobre sus hombros lleva el cuidador.

El médico primario

También conocido como médico de cabecera, especialista en medicina general, proveedor primario de cuidados de salud. Este especialista ofrece el cuidado básico a las personas, refieren al paciente a especialistas (como el neurólogo) y en gran escala maneja la salud de sus pacientes. Generalmente están especializados en medicina interna o pediatría.

El neurólogo

Un neurólogo es el médico que está especializado en el tratamiento de los trastornos del sistema nervioso: los problemas musculares; dolores de cabeza; epilepsia, tumores del encéfalo y de la médula espinal; Esclerosis Múltiple; enfermedad de Parkinson; derrame cerebral y, por supuesto, el Alzheimer, entre otras enfermedades.

En algunos casos, el neurólogo hace las funciones de médico de cabecera, pero en la mayoría de los casos el médico de cabecera es uno especializado en medicina general.

El farmacéutico

Es el experto en fármacos y medicamentos. Este especialista se ha graduado en la universidad, en la disciplina de Farmacia. Idealmente, es el encargado de educar a los pacientes en cuanto a las características de las medicinas que le ha recetado el médico, sus riesgos y efectos secundarios.

En Estados Unidos, junto a la medicina que usted compra, recibe siempre literatura sobre la misma. En casi todas las farmacias se la pueden dar en español, si usted lo solicita. Si su farmacéutico se niega a darle la información en español, cambie de farmacia, porque su salud y muchas veces su vida, depende de cómo usted toma sus medicinas.

Un buen farmacéutico deberá estar siempre dispuesto a contestar a todas sus preguntas.

Más sobre el médico de cabecera y el neurólogo

Aunque parezca increíble, los conocimientos de algunos médicos sobre la enfermedad de Alzheimer dejan mucho que desear. A veces los mismos familiares de los pacientes tienen que educar a los médicos.

Los neurólogos generalmente saben más sobre la enfermedad, pero no crea usted que lo saben todo, ni crea que todos ellos se preocupan en mantenerse al día en los últimos conocimientos en su especialidad.

Muchas veces usted tendrá que ofrecerle informaciones a las que usted a tenido acceso.

Lo que quiero decir con esto es que el enfermo, (si todavía puede) o sus familiares, tienen que educarse y estudiar todo lo posible sobre la enfermedad, manteniéndose al día sobre los adelantos científicos.

Poco a poco, el cuidador tiene que aprender a usar al médico como un guía para obtener los mejores resultados. Pero nunca puede dormirse en los laureles y dejar que él o ella haga todo el trabajo. Porque a ellos no les importa tanto como a usted. El interés y los conocimientos que uno mismo pone en su propio cuidado médico hace la diferencia.

Diario de María
El viaje al olvido...
Conclusión

Su auto está en el estacionamiento, como siempre. María se sienta en él y, meticulosamente, como hace cada vez que va a conducir, se abrocha el cinturón de seguridad, revisa los espejos y sale cuidadosamente de la comunidad. Ya no está asustada, el terror que sintió anteriormente ha desaparecido.

María no recuerda que hace sólo unos minutos estaba aterrorizada en la cama, temiendo ser asesinada por un ladrón. Por suerte, ese episodio, y otros muchos que últimamente la aterrorizaban, iban a parar a una zona blanca y neblinosa dentro de su cerebro, una zona secreta y neutral donde los problemas dejaban de tener importancia. Su vida últimamente se había convertido en una montaña rusa. Sólo el miedo de ver cosas que otros no veían, la molestaban, y el terror de recuerdos que vienen o desaparecen como por arte de magia.

(Continúa)

La enfermera

Después del médico, los enfermeros son las personas que más saben sobre el paciente porque son los que más están en contacto con ellos. Cuidarlos es sólo un aspecto de sus deberes. Hoy en día, idealmente, los enfermeros promueven la salud y educan a los pacientes y sus familiares y les ayudan a lidiar con las crisis que provocan los problemas de salud.

Encontrar una buena enfermera es una bendición para cualquier familia que enfrente la enfermedad de Alzheimer.

Manejador del caso (trabajador social)

El trabajador social se ocupa de fomentar el bienestar del ser humano en general. Previene y ayuda a resolver las dificultades y carencias sociales de las personas que atienden y a sus familias. Es un conocedor de los recursos que existen en la comunidad y se encarga de dar información, orientación y ayuda a las personas que lo necesitan.

Un trabajador social debe tener conocimientos sobre ciencias humanas, jurídicas y sociales. Las organizaciones sin fines de lucro en el campo del Alzheimer, en estados Unidos, tienen personal que hacen las veces de trabajadores sociales, por lo menos en inglés, y en algunos pocos casos también en español.

Las organizaciones y asociaciones

En casi todos los países, hoy en día existen organizaciones sin fines de lucro encargadas de educar y ayudar a los enfermos de Alzheimer y sus cuidadores. También existen organizaciones internacionales (al final del libro daremos sus datos específicos) que pueden ayudarle a formar una asociación de Alzheimer si en su pueblo o país no existe ninguna. Usted puede escribirles, llamarles por teléfono o comunicarse con ellos por la Internet para pedir ayuda y consejos.

En mi propia experiencia

La crisis en la que se hundió mi familia con el diagnóstico de Alzheimer de la mayor de mis hermanas, se disipó casi inmediatamente, cuando yo contacté a una organización radicada en Palm Beach y llamada Alzheimer's Community Care.

Ellos inmediatamente me ayudaron a conseguir un lugar de cuidado diurno en el que los enfermos de Alzheimer la pasan bien, están bien cuidados y les dan un respiro bien merecido a los cuidadores.

En mi familia el hecho de que mi hermana pudiera ir a un centro de cuidado diurno nos cambió la vida a todos.

El Alzheimer's Community Care puso a nuestra disposición una enfermera o "manejadora de caso" que nos ayudó a orientarnos a través del laberinto de esa enfermedad, sobre todo para encontrar los recursos necesarios. (Al final de este libro hablaremos más sobre los recursos comunitarios).

Capítulo -10- Tratamientos farmacológicos

El tratamiento farmacológico que se usa hoy en día es el llamado *tratamiento colinérgico*. Uno de sus principales objetivos es mejorar la capacidad intelectual del paciente.

¿Cómo funciona el tratamiento colinérgico?

En la enfermedad de Alzheimer la destrucción de las neuronas ocasiona la disminución de una sustancia bioquímica llamada *acetilcolina,* que funciona como neurotransmisor, haciendo que los mensajes pasen de una sinapsis a la otra.

En esta historia existe otro personaje, pero este es otro de los "pillos" que existen en nuestro cuerpo, que obstaculizan el buen funcionamiento de nuestros distintos sistemas biológicos. En este caso, es una sustancia llamada **acetilcolinesterasa.** La - acetilcolinesterasa degrada la acetilcolina, le pone trabas, hace que no pueda realizar bien sus funciones.

Para reponer la pérdida de la acetilcolina, los científicos han creado medicinas que inhiben o bloquean la acetilcolinesterasa. Una vez que la acetilcolinesterasa ha sido bloqueada, la acetilcolina comienza a recuperarse, aumenta su concentración, y mejora sus funciones como neurotransmisor.

La Administración de Alimentos y Medicinas de los Estados Unidos (FDA) ha aprobado hasta el momento cuatro medicamentos:

Diario de María
El viaje al olvido...
Conclusión

Ahora sólo sabía que tenía que ir a
casa de su cliente. Aunque no sabía qué
cliente, ni donde éste vivía. Manejó su
auto por Florida Mango hasta Forest Hill
y fue a dar a Okeechobee Boulevard.
Entonces condujo hacia el oeste.
Había bajado las ventanillas, le gustaba
el aire fresco pegándole en el rostro,
batiendo su cabello, como si un duende
travieso jugara en su cabeza. Se
siente feliz cuando escucha, como
lejana, una música conocida en la
radio del auto... "Se me olvidó que te
olvidé/ se me olvidó que te dejé/
lejos muy lejos de mi vida..."

(Continúa)

Namenda, cuyo nombre genérico es Memantine, fue probada en el año 2003.

Razadyne o Reminyl, cuyo nombre genérico es Galantamine, fue aprobada en el 2001.

Exelon, cuyo nombre genérico es Rivastigmine, fue aprobada en el año 2000.

Aricept, cuyo nombre genérico es Donepezil, fue aprobada en el año 1996.

Reminyl, Exelon y Aricept son recetadas tan pronto el neurólogo hace la diagnosis de Alzheimer, y los especialistas piensan que son más efectivas si el tratamiento comienza en la etapa temprana de la enfermedad. Namenda, por su parte, es recetada en la etapa tardía, aunque en los últimos tiempos, algunos doctores están comenzando a prescribir Namenda junto a Aricept, con buenos resultados.

Otros fármacos como tacrina, metrifonato, fisostigmina, eptastigmina y huperizina A, han dejado de usarse por sus efectos secundarios adversos.

Según estudios realizados, el tratamiento con Aricept, Exelon, o Reminyl, proporciona un beneficio modesto a los pacientes, que además muestran una cierta mejoría en trastornos como la agitación y los delirios, pero no curan la enfermedad.

El tratamiento se inicia con dosis bajas y se va aumentando progresivamente.

Entre los efectos secundarios se encuentran vómitos, dolor de estómago, diarrea y calambres musculares.

La organización *Fisher Center for Alzheimer's Research Foundation*, ha declarado que aunque todas esas medicinas logran un retraso modesto de los síntomas, muchas personas que toma esas medicinas no experimenta ningún resultado positivo. La organización aclara, sin embargo, que cuando esas medicinas funcionan, pueden significar un gran cambio positivo en la vida de los enfermos y su funcionamiento cotidiano.

Otros Tratamientos

Algunos médicos, sobre todo en América Latina, utilizan la vitamina E, el a-tocoferol y la selegilina, para tratar de reducir el deterioro funcional, aunque no se ha demostrado que mejore los síntomas.

Los anti-inflamatorios no esteroideos, como la idebenona, la propentofilina y el *Ginkgo biloba* tampoco han mostrado un beneficio concluyente en estudios clínicos.

Capítulo -11- Las 7 etapas de la enfermedad de Alzheimer

Durante mucho tiempo el proceso de la enfermedad de Alzheimer se vio como una escala de cuatro etapas bien definidas, que eran: la demencia leve, demencia moderada, demencia medianamente severa y demencia severa.

Buscando la forma de comprender mejor la enfermedad y de hacer más fácil el cuidado de los pacientes, los científicos ahora han incorporado tres etapas nuevas para describir el progreso de Alzheimer. Así, ahora podemos guiarnos por siete etapas que muestran el proceso de deterioro funcional de los pacientes.

Los especialistas piensan que esta división en etapas puede ayudar a los cuidadores a comprender cómo actúa el paciente y por qué, y puede, además, ayudarlos a prepararse para encarar los retos futuros.

Es importante aclarar que estos son patrones comunes que abarcan la generalidad de las personas, pero que puede variar según las características individuales del enfermo.

Etapa 1: Ausencia de daño cognitivo. Los problemas de memoria no son evidentes para los que rodean a la persona.

Etapa 2: Disminución cognitiva muy leve. El paciente se queja de ciertos olvidos, como nombres y palabras. Pierde objetos, o no sabe donde los puso, como las llaves y la cartera. Los problemas todavía no son evidentes para los que le rodean y aún no son preocupantes para el individuo.

Etapa 3: Disminución cognitiva leve. Ya comienza a notarse la disminución de las capacidades intelectuales. Si la persona tiene acceso a un neurólogo este puede diagnosticar Alzheimer en esta etapa.

Diario de María
El viaje al olvido...
Conclusión

Palm Beach. Florida.
Patrulla de Carretera.

5:00 a.m.
Un civil reporta a la policía que una mujer maneja erráticamente por Okeechobee Blvd. Dice que parece estar muy borracha.

5:30 a.m.
Una señora reporta que ha encontrado a una mujer de unos 60 años, inconsciente, en un auto. Parece estar viva pero no responde cuando se le llama. El auto está atascado en una pequeña montaña de tierra, rodeado de fango. La ciudadana no quiere llegar hasta ella, ni dar su nombre. Cuelga. Había llamado desde un teléfono celular.

(Continúa)

Etapa 3: Disminución cognitiva leve. Ya comienza a notarse la disminución de las capacidades intelectuales. Si la persona tiene acceso a un neurólogo este puede diagnosticar Alzheimer en esta etapa.

En la etapa 3 la persona puede comenzar a tener dificultades en el trabajo, lo que le provocará una gran ansiedad. Los familiares y amigos comienzan a notar las deficiencias y cambios en la personalidad del individuo, pero éste entra en una etapa de negación, tratando de ocultar sus fallos de memoria. La persona puede perderse en lugares conocidos, extravía objetos valiosos, como dinero, monedero, tarjetas de crédito. La persona comienza a dejar de leer aunque haya sido un ávido lector, porque retiene muy poco de lo que lee. Comienza a tener problemas de organización.

Etapa 4: Etapa temprana de la enfermedad de Alzheimer. El enfermo aún reconoce a familiares y amigos, y puede viajar a lugares que conoce. Sin embargo, necesita ayuda en tareas complejas como balancear la chequera. Tienen problemas de concentración. Aún no acepta la realidad de su situación, pero comienzan a delegar en otros las tareas que no pueden cumplir.

Etapa 5: Etapa moderada de la enfermedad. La persona ahora necesita asistencia para escoger la ropa que va a usar, para asistir al médico y darle información fiable. Puede confundir el lugar, el día, o la fecha en que vive. Tiene dificultades para realizar cálculos matemáticos no muy complicados. Reconoce a las personas allegadas y sabe sus nombres. Recuerda la información básica de sí mismo.

Etapa 6: Etapa medianamente severa. Se producen cambios profundos de personalidad, se agravan los problemas de memoria y necesita ayuda en la mayoría de las actividades de la vida diaria.

La persona puede no recordar lo que hizo o dijo minutos antes. Comienza a olvidar pedazos importantes de su vida pasada, aunque sabe quien es y recuerda su propio nombre. Comienza a olvidar el nombre de las personas más allegadas. Comienza a experimentar incontinencia urinaria y fecal.

En la etapa 6 puede comenzar a tener alucinaciones, puede creer que su esposo es un extraño que quiere hacerle daño. Piensa que las personas le roban, comienza a deambular, trata de escapar y puede perderse.

Etapa 7: Etapa final de la enfermedad. Los expertos la llaman etapa "severa". El individuo ya no sabe quien es, donde está, no puede hablar coherentemente, ni comunicarse, ni controlar sus movimientos. Tiene problemas al tragar, músculos rígidos, no puede sonreír ni sostener la cabeza. No puede estar sentado sin apoyo.

Sin embargo, aunque su cerebro ya no pueda funcionar, ese ser que está allí sin saber que está, es un ser humano, y mientras esté vivo, es merecedor de nuestro mayor respeto y consideración. Nuestra es la responsabilidad de mantener en alto su dignidad, confort y bienestar.

Retrogénesis. Volviendo a la infancia

A principios de los años 80, un estudio realizado por el psiquiatra Barry Reisberg, director del Centro de Investigación del Envejecimiento y la Demencia, de la Universidad de Nueva York, reveló que los enfermos de Alzheimer **IN**volucionan de la misma manera que evolucionaron cuando nacieron y crecieron hasta los doce años de edad.

El estudio duró veinte años y le valió a Reisberg el premio "Lifetime Achievement Award" de la Asociación de Alzheimer. La importancia del proceso al que se llamó "Retrogénesis", radica en que ha servido para ayudar a los cuidadores y los trabajadores de la salud a saber qué esperar y qué va a pasar en cada etapa de la enfermedad.

Algunas personas han protestado diciendo que es una falta de respeto tratar a los enfermos de Alzheimer como si fueran niños. Sin embargo, Reisberg explicó que "reconocer estas fases ayuda a pronosticar la evolución del enfermo y evita angustias a la familia".

La idea es que, si se sabe como debe tratárseles, los pacientes se calman y se sienten más felices, mientras que "hay cientos de miles, quizás millones, que están sufriendo porque no sabemos cómo cuidar de ellos" dijo el doctor.

En la tabla de "Retrogénesis" que reproducimos abajo, la primera columna muestra las etapas de desarrollo normal de un niño. La segunda muestra las habilidades adquiridas por el niño en cada etapa. La tercera columna muestra las habilidades que pierde el enfermo de Alzheimer en cada etapa. Y la cuarta columna muestra la fase de desarrollo del Alzheimer, que se llama *Escala de deterioro Global*. Si la tabla se lee del final hacia el principio, puede comprenderse mejor.

El Dr. Reisberg, quien revolucionó los conceptos sobre como cuidar a un enfermo de Alzheimer, dijo que para un niño, los cuidados de su madre pesan en su desarrollo, y lo mismo pasa con quien está en la séptima fase.

Diario de María
El viaje al olvido...
Conclusión

5:40 a.m.
La policía despacha a un patrullero a buscar el lugar del accidente. Una ambulancia traslada a la mujer a un hospital. Allí tratan de determinar quién es, pero la mujer no tiene documentos ni sabe su propio nombre. No recuerda el nombre de ningún familiar.

(Continúa)

El famoso psiquiatra explicó que es común que los familiares no sepan cómo reaccionar ante una persona mayor que presenta los síntomas de un enfermo de Alzheimer. Estos quieren darle los mejores cuidados, pero no entienden al paciente. Reisberg aclaró que "el paciente comprende todo lo que se le dice y mucho más de lo que puede expresar."

El experto ha explicado que hay que tratar a los enfermos de Alzheimer como a seres humanos y entender sus necesidades. Y estas necesidades son como las de cualquier bebé: quieren cariño y que le ayuden a hacer lo que él no puede hacer. "de un bebé nadie espera que se mueva o que empiece a andar sólo, y en el caso de los pacientes con Alzheimer, eso se olvida" -dijo Reisberg en un simposio internacional sobre la Retrogénesis celebrado en Barcelona -y agregó-: "Si se trata a los enfermos de Alzheimer atendiendo a sus necesidades verdaderas, éstos tendrían menos sufrimiento físico".

El experto se quejó de que a los enfermos de Alzheimer se les trataba como adultos con deficiencias, y a nadie se le ocurriría tratar a un bebé de esa manera.

A muchas personas con Alzheimer se les deja confinados en una cama, inmovilizados, y no se les anima a que se muevan ni a que socialicen. Muchos acaban desarrollando deformidades que dificultan el tratamiento y dan lugar a ulceraciones e infecciones graves.

Hay que aclarar que cuando el psiquiatra mencionado dice que se les debe tratar como a un bebé, se refiere a los cuidados, y a la comprensión de su estado, no a hablarle como si fuera un bebé, ya que el enfermo es una persona mayor y debe tratársele con el debido respeto.

Edad del niño	Habilidades adquiridas por el niño	Habilidades perdidas por el enfermo	Fase del Alzheimer
12 años	Puede mantener un trabajo	Ya no puede Mantener trabajo	3 - INCIPIENTE
8-12 años	Puede Sacar cuentas sencillas	No puede sacar cuentas sencillas	4 - LEVE
5-7 años	Puede elegir la ropa adecuada	No puede elegir la ropa adecuada	5- MODERADA
5 años	Puede ponerse la ropa sin ayuda	No puede ponerse la ropa sin ayuda	6- MODERADA GRAVE
4 años	Puede bañarse sin ayuda	NO Puede bañarse sin ayuda	Moderada grave
3-4.5 años	Controla orina	Incontinencia urinaria	Moderada grave
2-3 años	Control de esfínteres	No controla esfínteres	Moderada grave
15 meses	Habla 5-6 palabras	Sólo puede Hablar 5 ó 6 palabras	7- Grave
1 año	Habla 1 palabras. Camina	Habla una palabra No puede Caminar	Grave
6-10 meses	Se sienta	No puede sentarse	Grave
2-4 meses	Sonríe	No puede sonreír	Grave
1-3 meses	Mantiene la cabeza erguida	No puede mantener la cabeza erguida	Grave

En la etapa número 7 ya los asuntos legales tienen que estar en orden

La etapa final de la enfermedad de Alzheimer puede ser una de las más difíciles para los familiares del paciente. Verlo morir a retazos sólo pudiera tener un consuelo: que ya termine el dolor y acabe el sufrimiento de una vez. Los familiares deben vigilar que los especialistas en esta etapa se ocupen más de aliviar el dolor y el sufrimiento, que en tratar la enfermedad.

Las complicaciones médicas más comunes en esta etapa incluyen pulmonía, coágulos de sangre, desnutrición, infecciones y llagas en la piel. Los tratamientos para estas complicaciones pueden causar más dolor y malestar que el bien que hacen al paciente.

Con buena suerte, los familiares y el paciente se encargaron por adelantado de disponer los deseos del enfermo.

Este no es el momento de luchar entre los familiares para llevar a cabo lo que cada uno desea para el enfermo. El final del camino es la etapa en que los deseos del paciente cuando aún podía decidir, son los que se deben honrar, manteniendo su dignidad a toda costa.

Esa es la importancia de planear a tiempo, de llevar a cabo las directivas anticipadas, mientras el enfermo pueda hacerlo.

Tener un plan y una idea de que se va a hacer y que se puede esperar cuando llegue el momento final, dará una mayor paz espiritual a todos los envueltos en esta situación.

Directivas Anticipadas (Advance Directives)

Las Directivas Anticipadas, o las declaraciones de Cuidado de Salud, según el estado donde se encuentre, detallan sus preferencias para los momentos finales de su vida. Las Directivas Anticipadas pueden contener un testamento de Vida (Living Will).

Diario de María
El viaje al olvido...
Conclusión

María fue hospitalizada por una semana
y entonces comenzó la batería de
pruebas que concluyeron con su diagnosis
de Alzheimer. Hoy vive en un hogar para
personas con problemas de memoria.
Por suerte, la propia enfermedad la
protege.
Ya no sufre, y creemos eso porque siempre
está sonriente y de buen humor,
reviviendo incansablemente su vida de
niña.

Yo, personalmente sé que su alma está
intacta, esperando pacientemente que
ella termine esta experiencia física que
le tocó vivir, para luego llevársela
a mejores reinos.

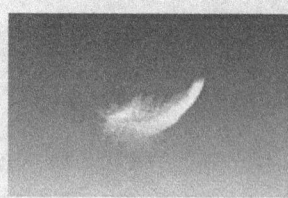

ccc

Cualquier persona mentalmente competente, mayor de 18 años, puede preparar sus Directivas Anticipadas.

Testamento de Vida (Living Will)

El Testamento de Vida es un documento legal que detalla los tratamientos médicos y las medidas de soporte de vida y resucitación que usted desea, o no desea que se le apliquen, tales como respiración artificial y alimentación por tubos.

Poder Médico (Medical Power of Attorney)

Es un documento legal que designa a una persona para que haga decisiones médicas a nombre suyo, cuando usted no pueda hacerlo. Si usted no prepara un Poder Médico, la responsabilidad de tomar las decisiones en esos momentos finales recaerá primero sobre su cónyuge. Si este no existe, la decisión la tienen que tomar los hijos adultos o los padres y, en su ausencia, las decisiones las tomarán extraños.

Cómo quiero morir

En los momentos finales de la vida pueden suceder una infinita cantidad de situaciones y es imposible preverlas todas. Un abogado puede explicarle con detalles cada una de ellas. Pero los especialistas aconsejan que se tengan en cuenta, sobre todo, las siguientes:

Resucitación: Resucitación Cardio-pulmonar (RCP, o CPR, en inglés.): Trata de poner en marcha de nuevo el corazón. Determine si usted desea que se practique el CPR o si desea que se le resucite a través de electroshock.

Respiración Artificial (Mechanical ventilation, en inglés) Es una máquina que respira por usted, si usted no puede hacerlo. Considere si usted desea que se use, cuando y por cuanto tiempo.

Ayuda Nutricional e hidratación: Se inyecta en la vena la nutrición y los fluidos necesarios, o se hace a través de un tubo insertado en el estómago. Decida si usted desea mantenerse vivo de esta manera y por cuanto tiempo.

Diálisis. Si sus riñones no funcionan, la diálisis limpia su sangre de los desperdicios, función que realizan normalmente los riñones. Decida si lo desea, en que circunstancias y por cuanto tiempo.

Tratamiento Paliativo

¿Desea usted que se le apliquen tratamientos para evitar dolores y mantenerle cómodo al final de su vida, en vez de tratamientos para tratar de curar sus enfermedades? Tiene que tomar esa determinación a tiempo.

No es necesario buscar un abogado

Quizás su doctor pueda darle los formularios. Sino los hospicios locales se los darán con gusto. En la Internet usted puede también obtener los documentos, gratuitamente. Si a usted le sobra el dinero, puede también consultar a un abogado, aunque no es necesario.

Después de llenar los documentos le debe dar una copia a su medico, otra copia a la persona a quien usted nombró como su apoderado de salud, y nunca es malo darle copias a amigos y otros familiares.

No hacer como Terry Shiavo

El problema de las personas que no quieren firmar los testamentos de vida es que les están haciendo más difícil la vida a los seres queridos, porque a la hora de decidir siempre hay distintas opiniones y ello muchas veces divide y separa a las familias.

Ese fue el conocido caso de Terry Shiavo, quien luego de un accidente quedó en estado vegetativo, a los 29 años de edad. Se hizo famosa porque la guerra entre los padres de ésta y el ex marido duró años, hasta que el gobernador tuvo que intervenir y una corte decidir el destino de la pobre mujer.

A los hispanos nos resulta difícil hablar de muerte, enfermedad y tomar decisiones para esas ocasiones. Muchos piensan que hablar de ello "les traerá mala suerte", otros temen herir a algunos miembros de la familia.

Cómo hablar de estas cosas

Los expertos dicen que la mejor manera de abordar la conversación es simplemente ir llana y directamente al grano. Exponer lo que usted desea que se haga si, llegado el caso, usted no puede tomar las decisiones. Y si la familia no esta de acuerdo, es posible que usted tenga que escoger a un Apoderado de Salud que no sea de la familia.

Una forma más fácil de hacerlo es comenzar hablando del caso de Terry Shiavo, en alguna reunión familiar, y mencionar lo importante que es redactar el Testamento de Vida. Todos o varios miembros de la familia deben comenzar allí mismo a redactar el suyo. De esa manera será más aceptable que el enfermo de Alzheimer se disponga a hacerlo también.

Sin Directivas Avanzadas, las familias pueden verse divididas en momentos en que más unidas debían estar. Pueden establecerse luchas entre sus miembros y desgarrarse tratando de lograr lo que ellos creen que es lo mejor para el enfermo. ¿Quien quiere que sean las cortes las que decidan como va a pasar los últimos momentos de su vida usted o su ser querido?

Poema del Viejo Malhumorado

Un anciano murió en la sala geriátrica de un hospital de Tampa, Florida. Se creía que el pobre hombre no tenía nada de valor, pero más tarde, encontraron un poema. Este pequeño anciano, con nada más que dar al mundo, ahora es el autor de este poema "anónimo" que mucho nos ha enseñado a todos los que de alguna manera hemos sido tocados por esta insidiosa enfermedad. Yo tengo el honor de recogerlo en las páginas de este libro:

¿Qué ustedes ven enfermeras? ¿Qué ustedes ven?
¿Qué piensan cuando me miran?
¿Un viejo malhumorado, no muy sabio,
inseguro y con ojos lejanos…?
Que babea la comida… y no se la limpia…
Cuando usted dice en voz alta.....''¡Quisiera que lo intente!''
Un viejo que parece no notar
las cosas que usted hace
y siempre está perdiendo un calcetín o un zapato…
un viejo que, resistiéndose o no, le deja hacer lo que quiera
con el baño y la alimentación…
es un largo día a llenar…
¿Es eso lo qué está pensando?....
¿Es eso lo que usted ve?
Entonces abra los ojos, enfermera que usted no me está viendo.
Le diré quien soy yo…
Mientras estoy sentado aquí inmóvil y hago lo que me pide
y como cuando usted quiere soy un niño pequeño
de diez años... con un padre y una madre,
hermanos y hermanas que se aman.
Un joven de dieciséis con alas en los pies…
soñando que un amor pronto conocerá

Un hombre casado pronto a los veinte con el corazón en un salto,
recordando los votos que prometí mantener

A los veinticinco ya tengo mis propios hijos
Que necesitan de mi guía y un hogar seguro y feliz…
Y cuando llego a los treinta, mis hijos han crecido rápidamente,
unidos entre si con lazos que deben durar
Ahora tengo cuarenta, mis más jóvenes han crecido y han
abandonado la casa, pero mi mujer a mi lado me cuida de no sufrir
A los cincuenta una vez más los bebés
juegan sobre mi rodilla, una vez más nosotros tenemos niños, mi
amada y yo….
Se acercan días oscuros … ahora que mi esposa ha muerto.
Miro al futuro con un estremecimiento de pavor. Ya mis jóvenes
tienen sus propios jóvenes. Y pienso en los años
y el amor que he conocido.
Ahora soy un hombre viejo... y la naturaleza es cruel.
Las bromas hacen al viejo parecer como un tonto.
El cuerpo, se desmorona. La gracia y el vigor se han ido…
Ahora hay una piedra donde una vez tuve un corazón.
Pero dentro de esta vieja caparazón...
un joven todavía mora, y ocasionalmente
mi estropeado corazón se inflama.
Y cuando recuerdo las alegrías.... y recuerdo el dolor, estoy
viviendo y amando de nuevo.
Pienso en los años, demasiado pocos...... idos demasiado rápido.
Y acepto el hecho de que nada dura para siempre.
Así que abran sus ojos, gentes, ábranlos y vean no a un viejo
malgenioso, vean mas de cerca, véanme a mi.

Capítulo -12- ¿Quién tiene el riesgo de desarrollar Alzheimer?

Después de millones de millones de dólares utilizados tratando de descubrir por qué unas personas desarrollan la enfermedad de Alzheimer y otras no, los científicos aún no han llegado a una conclusión.

Se han identificado, sin embargo, factores de riesgo: el primero es la edad. El otro factor es una predisposición genética.

En los pacientes con Alzheimer se han identificado tres genes defectuosos. Lo que quiere decir que las personas que heredan esos genes de sus padres desarrollarán la enfermedad. Los genes identificados están situados en los cromosomas 14, 19 y 21.

Cromosoma son los portadores de la información genética. O sea, la historia biológica de la familia. Están formadas por DNA y proteínas. Los seres humanos tienen 46 cromosomas y cada uno de ellos consta de una serie de genes, que se presentan en pares.

Es importante aclarar que la proporción de los casos de Alzheimer heredados es pequeñísima, menos del uno por ciento de todos los casos de la enfermedad. La enfermedad puede atacar a cualquiera sin considerar sexo, creencia religiosa, origen étnico, cultura o estado socio-económico.

La educación y los riesgos

Una comparación de 26 estudios llevados a cabo en todo el mundo, con más de 60,000 personas, sugirió que los altos niveles de educación y la actividad intelectual podrían reducir (no evitar) el riesgo de desarrollar Alzheimer.

Algunos científicos dijeron que la terapia más efectiva para prevenir la enfermedad no es una píldora, sino la educación y la actividad intelectual. Sin embargo, esa teoría no explica por qué personalidades como presidentes de Estados Unidos, y premios Nobel, han desarrollado la enfermedad. Algunos científicos explican que las personas con altos niveles culturales tienen mayores reservas cognitivas.

En un estudio dirigido por el doctor Raúl de la Fuente Fernández, neurólogo del Hospital A. Marcide, en La Coruña, se dijo que la reserva cognitiva puede estar basada en el tamaño cerebral o el número de neuronas, lo cual ayuda a compensar posibles enfermedades neuro-degenerativas.

"Sabemos que la gente que no utiliza su cerebro, después de un tiempo se atrofia. –dijo el investigador-. De cualquier forma el mensaje es positivo, ya que el ejercicio de la mente es algo que todo el mundo debería llevar a cabo, y no sólo para prevenir el Alzheimer."

La edad y los riesgos

Como hemos dicho, la enfermedad de Alzheimer puede ocurrir a cualquier edad, incluso a los 30 y los 40 años, pero esas son excepciones.

La mayoría de las personas que desarrollan la enfermedad son mayores de 65 años. El riesgo de desarrollar la enfermedad se dobla cada 5 años después de los 65. Y al cumplir los 85 años de edad, el riesgo es del 50%.

El Alzheimer de aparición temprana
(Early-onset Alzheimer's)

Solo del 6% al 8% por ciento de todos los casos de Alzheimer son de "Aparición Temprana" (o sea, desarrollada antes de los 65 años).

En estados Unidos, unas 300,000 personas sufren la enfermedad antes de los 65.

La enfermedad de Alzheimer tiene un impacto tremendo a cualquier edad. Pero nadie espera ver un enfermo de Alzheimer a los 30, 40 e incluso 62 años, como le sucedió a mi hermana. Por ello la actitud y los cambios de personalidad del enfermo que aún no ha sido diagnosticado, puede provocar incomprensiones y problemas tanto en el trabajo como entre los amigos y la familia.

Recuerdo, antes de que mi hermana fuera diagnosticada, como solíamos quejarnos en la familia de lo mucho que ella había cambiado. Parecía como si no le importara nada, incluso no le importaba nada que tuviera que ver con mi madre, a quien ella siempre había respetado y querido entrañablemente. Su forma de hablar hiriente nos hacia pasar vergüenzas constantes y en esa etapa perdió más de un amigo por las extrañezas de su conducta.

Después que recibió la diagnosis, tanto nosotros, los familiares, como algunos de los amigos, comenzamos a comprender muchas actitudes que antes nos parecían pura malacrianza y falta de sensibilidad.

En el campo de la sexualidad, la falta de interés por la intimidad, o el exceso de interés, en las parejas donde uno de ellos padece Alzheimer sin saberlo, es otro punto que trae conflictos.

Después del diagnóstico, las situaciones se comprenden, pero la mujer o el hombre sabe entonces que tendrá quizás que enfrentar muchos años del futuro sin la parte sexual de la relación. En muchos casos la persona sana siente que ha entrado en una especie de viudez, sin haber muerto su pareja.

En el campo económico, el Alzheimer de aparición temprana trae serios problemas financieros a los enfermos, y sus cuidadores, ya que tienen que dejar el trabajo antes de retirarse, y cuando el cuidador tiene también que dejar de trabajar para cuidarle, la situación económica se complica.

Las personas que estén en esa situación deben pedir ayuda a su asociación local de Alzheimer, ellos generalmente conocen todos los recursos comunitarios y del gobierno. Los teléfonos de las Asociaciones del Alzheimer locales están en las guías telefónicas y en el Internet. Al final de este libro, en la sección de recursos, nosotros ofrecemos estos datos.

Aparte de todos los tratamientos y programas que existen, los cuidadores y los pacientes necesitan saber que el principal tratamiento, el más urgente e importante, es la información, la educación y los recursos comunitarios. Cuando usted se informa y se educa, aprende dónde encontrar apoyo, ayuda y guía. Por ello no sufra solo. Existe mucha ayuda que los hispanos no estamos aprovechando. Recuerde que usted necesita y merece toda la ayuda que pueda obtener.

Capítulo -13- La depresión en los pacientes

La depresión afecta a más del 25 por ciento de los enfermos de Alzheimer, añadiendo tristeza a la agonía que ya viven éstos y sus cuidadores. La depresión escapa muchas veces al diagnóstico del médico porque muchos de sus síntomas se parecen a los síntomas de la propia enfermedad.

Y es fácil comprender por qué los enfermos de Alzheimer se deprimen con facilidad. ¿Quién no se deprimiría al ver todas sus facultades mentales empeorar o desaparecer poco a poco? Cuando el enfermo de Alzheimer se da cuenta que cada vez le resulta más difícil lidiar con las situaciones normales de la vida diaria, poco a poco va cayendo en un vacío del que no sabe cómo salir. Por otra parte, algunos especialistas piensan que a medida que el Alzheimer progresa, el cerebro va sufriendo cambios químicos y estructurales, que afectan y provocan reacciones en los pacientes, incluyendo la depresión.

Lo que empeora todo, es que un paciente deprimido es una carga doblemente pesada para el cuidador.

Síntomas de depresión

* El paciente siente apatía hacia las cosas que antes le entusiasmaban. No se quiere mover, no quiere hacer nada, no quiere vestirse ni bañarse.
* Se niega a tomar las medicinas.
* Protesta por todo negativamente, llora, y se le ve triste.
* No quiere comer y pierde peso.
* No duerme bien o quiere dormir todo el tiempo.
* Se muestra exageradamente emocional, está irascible.

Algunos de esos síntomas son en sí mismos característicos de la enfermedad de Alzheimer. Sin embargo, usted, como cuidador, sabe mejor que nadie cómo es su ser querido.

Si él o ella está confrontando algunos de los síntomas de depresión, es necesario que consulte a su médico. Este seguramente le remitirá a un psicólogo, que puede conversar con el paciente; o a un psiquiatra que puede recetarle algún medicamento.

Usted sabe muy dentro de su corazón cuando él o ella están más tristes que de costumbre. Preste atención a su instinto.

Su médico de cabecera o el psiquiatra podrían recetarle un antidepresivo, que han sido exitosos para tratar la depresión en los enfermos de Alzheimer, y sobre todo, no forman hábito. El enfermo puede tomarlos por el tiempo que el especialista recomiende, y al dejar de tomarlo no sufrirá reacciones negativas.

Estudios científicos realizados en la Universidad John Hopkins, han demostrado que el antidepresivo sertraline hydrochloride, más conocido como Zoloft, ha mejorado la depresión de los pacientes de Alzheimer y ha aliviado el trastorno de sus actividades diarias. Pregúntele a su médico.

Otras medidas que el cuidador puede tomar:

* Permita que el sol y la claridad entren en la casa. No hay nada más deprimente que una casa oscura, sucia o malamente ventilada.
* Trate a su ser querido con más cariño de lo que normalmente hace.
* Llévelo a disfrutar de caminatas en el parque o en la playa. El aire fresco y la naturaleza hacen maravillas.
* Si le gustan los animales, llévelo al zoológico, o a visitar un amigo que tenga mascotas. O mejor aún, si existen las condiciones en su casa, consígase su propia mascota. La ternura, inocencia y pureza de los animalitos domésticos resultan grandemente sanadores.
* Haga hincapié en las actividades que él/ella disfrutaba anteriormente.

- Y por último ¡alegre su propio ánimo! Frecuentemente, y con muchísima razón, los cuidadores de pacientes de Alzheimer se deprimen. Vaya al médico. Antidepresivos como Zoloft podrían ayudarle a usted también.

Mi experiencia personal

En el caso de mi hermana, el tratamiento con antidepresivos cambió nuestra situación totalmente. De un ánimo hosco, irascible y negativo, ella comenzó a sentirse mejor, a comunicarse y conversar con amigos y miembros de la familia y en general dejó de sentirse miserable.

Capítulo -14- Mitos y estigmas sobre la enfermedad de Alzheimer

Mito

Mito es una historia que surge cuando un pueblo o un grupo de personas necesitan explicarse ciertas cosas que no entienden de la vida. Por ejemplo, la mitología griega trata de explicar el origen del universo.

De igual manera, los mitos populares son creencias muy difundidas de boca en boca que tratan de explicar fenómenos que el pueblo no entiende, generalmente falsas o basadas en datos no científicos.

El problema de los mitos populares cuando se refieren a una enfermedad, es que éstos pueden confundir y agregar más dolor a las personas que sufren la enfermedad y sus familias.

Estigma

La palabra estigma tiene varios distintos significados. El primero es religioso y se refiere al fenómeno de llevar las llagas de la crucifixión de Cristo físicamente.

El segundo significado es al que yo quiero referirme en este libro, y quiere decir: desdoro, afrenta, mala fama.

Estigmatizar quiere decir marcar a alguien con hierro candente, bien como pena infamante, bien como símbolo de esclavitud.

Metafóricamente, el estigma se refiere a la "marca negativa que distingue a una persona, o a un grupo.

Aunque muchas veces los mitos y los estigmas "no se ven" y en ocasiones no pueden probarse, el problema de éstos cuando se refieren a cualquier enfermedad, pero sobre todo a la de Alzheimer, es que sus consecuencias pueden ser devastadoras tanto para el enfermo como para el cuidador y en general, para toda la sociedad.

Y es que el estigma y los mitos son como la discriminación: obstaculizan e impiden que los afectados busquen ayuda y tengan acceso a los recursos que existen.

El estigma y los mitos acarrean prejuicio y el prejuicio abre la puerta a la discriminación. Nosotros los hispanos sabemos mucho sobre estas dos actitudes que han traído grandes perjuicios a nuestra comunidad.

La discriminación contra los que padecen Alzheimer se expresa muchas veces silenciosa pero contundentemente: inequidad y falta de ayuda, o la entrega de mucha menos ayuda de la que realmente necesitamos y a la que tenemos derecho. Muchos justifican la falta de apoyo diciendo que los hispanos queremos ocuparnos nosotros mismos de nuestros seres queridos y no deseamos ni aceptamos la ayuda exterior. Esa es una falsedad.

Existen también inequidades en las leyes; resistencia a incluir a los hispanos en los estudios científicos, reticencia y hasta negativa a crear centros donde se hable español.

La discriminación se manifiesta también en una escala más personal, más social; cuando la persona con Alzheimer pierde a sus amigos y hasta algunos miembros de la familia sienten vergüenza de que les vean asociados con una persona que padece demencia.

Estas actitudes añaden una carga adicional a los enfermos de Alzheimer, que de por sí, están luchando para sobrevivir los efectos devastadores de la enfermedad.

Los estigmas pueden retrasar la diagnosis

El retraso de la diagnosis perjudica al enfermo, a su cuidador y a la sociedad en general.

Una encuesta de la Fundación Americana del Alzheimer (Alzheimer's Foundation of America, AFA), encontró que entre los hispanos y los afro-americanos, los primeros síntomas, incluida la pérdida de la memoria, la confusión y el habla repetitiva, son ignorados y negados por los pacientes y/o por sus familiares. La razón son los estigmas.

"No hay suficiente educación ni apoyo disponibles –dijo Eric Hall, director ejecutivo de la AFA-. La negación y el miedo al estigma contribuyen directamente a un diagnóstico tardío".

La encuesta, llevada a cabo por la firma Harris Interactive, y costeada por Forest Pharmaceuticals, la compañía que fabrica Namenda, dio a conocer que el 57 por ciento de los cuidadores afirmó que ellos, o la persona con la enfermedad, negaban padecer la enfermedad porque temían a los estigmas sociales asociado a ésta.

Una familia le confesó a la autora de este libro que ellos se habían dado cuenta hacia tiempo de que "algo andaba mal en la cabeza de su ser querido" pero lo negaban y lo escondían porque no querían que la gente pensara que la suya era una "familia de locos."

En la encuesta de la AFA, otro 40 por ciento reconoció "no saber lo suficiente acerca de la enfermedad".

El 38 por ciento de los encuestados afirmó que la resistencia del paciente a ver a un médico retrasó el diagnóstico, mientras que el 19% de los cuidadores admitió que ellos mismos no querían enfrentar la probabilidad de que algo anduviera tan terriblemente mal.

El 16% de los cuidadores encuestados afirmó que el miedo al estigma retrasó el diagnóstico; el 11% afirmó que la vergüenza del propio paciente por la enfermedad impidió que buscaran ayuda, mientras el 5% de los cuidadores afirmó que eran ellos mismos los que temían al estigma. Este último grupo tardó 6 años (entre el inicio de los síntomas y el diagnóstico del Alzheimer) en buscar ayuda.

Según el New York times, en la población general, los hijos muchas veces no sólo niegan que alguno de sus padres padezca la enfermedad, sino que se lo niegan al propio enfermo.

El resultado de estas actitudes puede ser aterrador: retraso en el tratamiento, más dolor y confusión para el paciente, la enfermedad termina con él más rápidamente; sin información ni recursos, el cuidador se hunde en un mundo donde no encuentra salidas.

Hay que combatir los mitos y los estigmas

La negación, los mitos y los estigmas impiden que las personas se beneficien de medicamentos que, si se toman en las primeras etapas de la enfermedad, pueden retrasar la progresión del Alzheimer. Mientras más pronto se trate a la persona, mejor funcionan.

La información y la educación sobre lo que es la enfermedad de Alzheimer ayudan a cambiar las actitudes de negativas a positivas. Cuanto antes lo hagamos, más pronto recibiremos apoyo.

¿Crees en alguno de los siguientes Mitos y Estigmas?

Mito/Estigma # 1: Los enfermos de Alzheimer están locos.

Realidad: La enfermedad de Alzheimer es una condición médica de tipo degenerativo y no un desorden psiquiátrico.

Mito/Estigma # 2: El que va a un psiquiatra o psicólogo está loco.

Realidad: Totalmente incierto. Las personas van tanto a los psiquiatras como a los psicólogos por una variedad de condiciones, por ejemplo, la depresión. La diferencia entre psiquiatras y psicólogos es que el psiquiatra puede recetar medicinas y el psicólogo no.

Mito/Estigma # 3: El Alzheimer es una enfermedad de viejos.

Realidad: La edad es el principal factor de riesgo para la enfermedad de Alzheimer. Sin embargo, la mayoría de las personas NO desarrollan Alzheimer cuando envejecen. Aunque son casos excepcionales, hay personas con Alzheimer a los 40 y 50 y 60 años. El Alzheimer llamado de Aparición Temprana (Early Onset Alzheimer) es el que se diagnostica a personas menores de 65 años.

Mito/Estigma # 4: Si el Alzheimer no tiene cura ¿para qué ir al médico?

Realidad: Es cierto que el Alzheimer, hoy por hoy, no tiene cura, pero si la enfermedad se diagnostica a tiempo, la persona puede recibir tratamiento que le ayudarán a vivir mejor.

Mito/Estigma # 5: Una vez que te diagnostican Alzheimer no hay nada que se pueda hacer.

Realidad: Al contrario. Una vez que te diagnostican Alzheimer es que se puede comenzar a tener tratamientos para mejorar los síntomas. Además, se pueden aprovechar todos los recursos que están a disposición de los enfermos de Alzheimer y sus cuidadores.

Mito/Estigma # 6: La enfermedad no es fatal.

Realidad: Las personas no mueren inmediatamente después de diagnosticadas. Alzheimer es una enfermedad larga, pero provoca una serie de condiciones y complicaciones que terminan con la muerte del paciente.

Mito/Estigma # 7: Si alguien en mi familia tiene Alzheimer yo también la padeceré y mis hijos la padecerán también.

Realidad: Solamente un pequeño por ciento de los casos está asociados a los genes o la herencia familiar. Si sus padres desarrollaron el Alzheimer antes de los 65, usted tiene un riesgo levemente más alto de también padecer la enfermedad.

Mito/Estigma # 8: En algunos lugares tienen fórmulas secretas para curar el Alzheimer.

Realidad: Hoy por hoy no se conoce ninguna cura para la enfermedad en ningún lugar del planeta tierra. Lo que sí hay son tratamientos que pueden ayudar con la pérdida de la memoria y pueden hacer la diferencia en la vida del enfermo y de sus cuidadores.

Mito/Estigma # 9: Beber o cocinar en utensilios de aluminio provoca Alzheimer.

Realidad: En tiempos pasados se creía que había una conexión entre el aluminio y el Alzheimer, pero no se han encontrado pruebas concluyentes al respecto.

Mito/Estigma # 10: La enfermedad de Alzheimer es prevenible.

Realidad: No se conoce ningún tratamiento que pueda prevenir la enfermedad de Alzheimer. Sin embargo, todos los expertos están de acuerdo que un estilo sano de vida ayuda en todos los sentidos;

los ejercicios físicos y mentales, alimentos sanos, frutas y vegetales, no fumar, no usar drogas ilegales, cuidar la presión arterial y el colesterol, reducir el estrés, reír mucho y tener buenos amigos, es una forma mágica, sino para prevenir el Alzheimer, por lo menos para ser mucho más felices.

Mito/Estigma # 11: Los hombres tienen más riesgo de desarrollar Alzheimer.

Realidad: La enfermedad es más común entre las mujeres que entre los hombres. Los científicos piensan que pudiera ser debido a que las mujeres viven más años que los hombres, y con la edad tienen más riesgos de desarrollar la enfermedad.

Mito/Estigma # 12: Todo el que tiene pérdida de la memoria tiene Alzheimer.

Realidad: No es cierto. Como vimos antes, existen otras enfermedades curables, y medicinas, que pueden producir problemas de memoria. Cuando la pérdida de la memoria afecta las actividades de la vida cotidiana, y a ello se suma un cambio de personalidad y problemas con el lenguaje, pudiera ser Alzheimer. En todos los casos es mejor consultar a un médico a tiempo.

Mito/Estigma # 13: Las vitaminas y los suplementos, el ácido fólico, la vitamina B y el gingko bilova pueden prevenir la enfermedad de Alzheimer y protegen contra la demencia.

Realidad: Se han llevado a cabo muchos estudios para probar la eficacia de productos tales como vitaminas E, B, y C, gingko biloba selenio, ajo, cafeína, y otras. Los resultados son inconclusos y hay nuevas investigaciones en camino.

Mito/Estigma # 14: Si me diagnostican Alzheimer mi vida ha terminado.

Realidad: Mucha gente con la enfermedad de Alzheimer lleva una vida plena y feliz con sus seres queridos por varios años. Estas personas han encontrado un sentido de propósito en sus vidas y han aprendido a vivir con la enfermedad. El secreto está en educarse y estar bien informado. También hay que estar en contacto con las organizaciones que nos relacionan con los recursos de la comunidad.

Mito/Estigma # 15: Todo el que padece demencia es violento y agresivo.

Realidad: Nada más lejos de la verdad. La persona que padece demencia se enfrenta a una serie de situaciones terriblemente frustrantes y a veces se vuelven irascibles cuando no entienden lo que les pasa. Existen tratamientos que les ayudan a calmarse sin hacerlos dependientes de la droga. De nuevo, el secreto está en educarse y poder conversar inteligentemente con el médico para que él pueda oír sus sugerencias. Un cuidador educado en todos los aspectos de la enfermedad sabe qué hacer en cada ocasión, porque muchas respuestas agresivas de parte del paciente son prevenibles.

Mito/Estigma # 16: Los enfermos de Alzheimer no saben lo que está ocurriendo a su alrededor.

Realidad: La enfermedad afecta a cada persona de una manera diferente, y afecta la capacidad de comunicarse. En las etapas iniciales la persona confronta problemas de memoria y otros, pero es la misma persona y con ella se puede hablar y se le debe tratar normalmente. No se debe hablar en tercera persona como si ella/él no estuviera presente. En las etapas finales ellos parecen no entender el mundo que les rodea, pero no se sabe hasta qué punto. Siempre deben ser tratados con cariño, dignidad y respeto.

Mito/Estigma # 17: El enfermo de Alzheimer está poseído por el diablo.

Realidad: La enfermedad de Alzheimer es una condición médica bien conocida, definida y probada. La enfermedad no es un castigo a pecados que se hayan cometido. Un médico es el único capacitado para tratar la enfermedad. Los guías religiosos y curanderos no tienen licencia para prescribir las medicinas que se sabe ayudan al paciente.

Mito/Estigma # 18: "El está fingiendo la enfermedad, no tiene problemas de memoria porque se acuerda perfectamente de muchas cosas".

Realidad: Las personas con Alzheimer no pierden su memoria del pasado hasta las más avanzadas etapas de la enfermedad. Ellos pueden recordar algunas cosas y otras no. Los enfermos de Alzheimer no están fingiendo el olvido, lo están viviendo.

Mito/Estigma # 19: Solamente los familiares deben cuidar a un ser querido con Alzheimer.

Realidad: Los familiares son los mejores cuidadores de sus seres queridos en cualquier enfermedad. Sin embargo, el cuidado de un enfermo con Alzheimer puede llegar a ser una carga tremenda para cualquier persona. Nada hay de malo en pedir ayuda.

Existen centros de cuidados de día para las primeras etapas de la enfermedad y cuando llegan las etapas finales, se recomienda encomendar el cuidado a una institución de buena reputación.

Mito/Estigma # 20: Dicen que las terapias con hormonas protegen a las mujeres contra la demencia.

Realidad: Los estudios que sugieren que las terapias con hormonas protegen a las mujeres contra la demencia son inconclusos y se ha probado que esas terapias pueden tener serios efectos secundarios.

¿Que podemos hacer para desenmascarar las concepciones erróneas?

La lucha contra los mitos y los estigmas tiene que ser una lucha de todos, si es que queremos llegar a tener acceso a las nuevas terapias, los estudios y los beneficios que cada día más se estén estableciendo para los afectados con esta enfermedad. Todos juntos, y por separado, podemos:

* Iniciar campañas educativas en todas nuestras comunidades.

* Parar los rumores que pasan de boca en boca cuando éstos lleguen a nosotros.

* Hacernos miembros de las organizaciones que representan a las personas con Alzheimer, cooperar con ellos y ser parte activa de sus planes con los hispanos.

* Participar en los estudios que se llevan a cabo con el fin de erradicar la enfermedad.

* Donar nuestro cerebro para estudios después de la muerte.

SEGUNDA PARTE

La Otra Víctima del Alzheimer:

El Cuidador

El drama del Alzheimer, y de cualquier otra enfermedad degenerativa, tiene dos personajes principales: el enfermo y el cuidador. En la primera parte de este libro hablamos sobre la enfermedad y el enfermo. En esta segunda parte vamos a hablar sobre el cuidador. Ambos, el enfermo y el cuidador, son afectados profundamente por la enfermedad y a ambos la diagnosis les cambia la vida.

El resto de la familia debería estar allí y convertirse en parte de la solución, porque en esta tragedia cada pequeña ayuda cuenta, pero esto no siempre ocurre. Muchos familiares de pronto están demasiado ocupados con sus propios problemas. La mayoría de los amigos también desaparece, y sólo quedan los verdaderos, que generalmente son pocos.

El cuidador suele ser el cónyuge, una hija o la nuera. Generalmente una mujer, aunque hay sus contadas y honrosas excepciones, donde el cuidador es un hombre.

María y una cuidadora de 87 años

María, mi hermana mayor, diagnosticada con la enfermedad a los 62 años, fue una mujer dedicada a su trabajo, que siempre valoró en gran medida su independencia. Ella fue Economista de profesión, graduada de la Universidad de la Habana. María fue el tipo de persona que nunca jamás faltó al trabajo, ni llegó tarde. Trabajó duro durante toda su vida con la ilusión de un día retirarse y disfrutar de la seguridad del retiro. Sin embargo, cuando llegó el diagnóstico de Alzheimer, todos esos planes fueron a parar a la nada.

Cuando ella perdió el trabajo por la enfermedad, también perdió su seguro médico. Eso parece increíble, pero es cierto. En el país más poderoso del mundo, una persona puede trabajar toda su vida y tener seguro médico mientras está sana.

Pero si se enferma, pierde su seguro médico, porque perdió el trabajo. Esta situación ha comenzado a cambiar lentamente gracias al seguro de salud universal, llamado comúnmente "Obamacare."

Aquella fatídica noche en que María salió en su auto "a buscar a un cliente" (ella jamás había tenido que visitar clientes), nadie la vio, y nadie sabía aún que estaba tan enferma. Veinticuatro horas después nos llamaron del hospital. Una mujer desconocida (un ángel a quien nunca pudimos conocer) encontró a María en su auto, sin sentido, en un lugar casi despoblado al oeste de Palm Beach, y llamó a la policía. María ya nunca pudo volver a trabajar ni conducir su auto y unos 6 meses después, luego de infinidad de pruebas y todo tipo de exámenes, el neurólogo nos dijo la diagnosis.

María, como la mayoría de las personas que enfrentan esta enfermedad, no sólo perdió su trabajo y su seguro médico, también perdió su crédito, un crédito que había cuidado y defendido a capa y espada. Perdió su independencia, porque el médico le prohibió conducir. Perdió su automóvil; perdió su único medio de subsistencia, que era su salario. Perdió casi todos sus amigos que, horrorizados, hicieron saber que tenían sus propios problemas y su propia vida... ¿qué más se puede perder en la vida?

Bueno, hay mucho más que se puede perder. Si la persona pierde la mente, y no tiene seres queridos que estén dispuestos a pensar por ella, puede también perder su dignidad y autoestima; puede perder el lugar donde vive y convertirse en uno de esos pobres vagabundos que vemos por la calle, a quienes algunos miran con lástima, pensando que están "locos".

Cuando María lo perdió todo, habiendo perdido también la capacidad y posibilidad de defenderse y luchar por sus propios derechos, para mí comenzó una lucha a muerte para conseguirle, primero, un seguro de salud, después traté de conseguirle infructuosamente la ayuda de desempleo, la cual fue negada porque, según sus empleadores de entonces, "ella abandonó el trabajo" después del accidente.

Cuando fueron negativas todas las respuestas, comenzó mi lucha para tratar de que el gobierno le diera la ayuda de personas discapacitadas.

Entonces hubo que conseguirle un lugar donde vivir, más tarde determinar quien iba a vivir con ella, porque ella ya no podía vivir sola. Pero antes de todo eso (sin seguro médico) tuve que lograr que los médicos del gobierno aceptaran la diagnosis, probar con creces y un enorme papeleo, que estás diciendo la verdad y que el enfermo está realmente enfermo y que necesita ayuda.

En casos como este, en ocasiones, hasta la pareja de mucho tiempo de un enfermo o enferma, desaparece, porque no se siente dispuesto a lidiar con todos los problemas que la enfermedad le presenta.

Mientras tanto, el cuidador tiene que hacer malabarismos con su propio trabajo de 8 horas y sus propias responsabilidades, mientras las citas con médicos, psiquiatras, neurólogos y oficinas del gobierno van y vienen.

Mi madre de 87 años (quien falleció el 1 de febrero de 2015, a los 94 años) en aquellos tiempos conservaba su mente muy sana, pero sufrió una embolia cerebral y luego se cayó y se rompió una cadera. Sin embargo, a pesar de sus propios problemas decidió mudarse con ella, y no hubo fuerza humana que la convenciera de lo contrario. Por otra parte, era la única solución que de momento existía. Mi madre siempre había vivido conmigo, pero ahora las dos (ella y mi hermana) no podían vivir en mi casa porque no tenía las condiciones, ni tampoco en casa de mi otra hermana, por las mismas razones. No podíamos contar con nadie más.

Les conseguimos un apartamentito en West Palm Beach, que quedaba a unas 7 millas de mi trabajo y a unas 10 millas de mi casa y de casa de mi hermana Magaly.

Magaly y yo teníamos entonces trabajo de tiempo completo. Así que nos turnábamos para atender a mi madre y mi otra hermana. Yo me encargaba de su almuerzo y mi hermana de la comida.

A veces al mediodía yo salía corriendo del trabajo, llegaba a la casa, cocinaba, les llevaba almuerzo, y regresaba al trabajo. (todo de 12 a 1 p.m.) Después dicen que no existe la mujer biónica.

El estrés y la carga emocional se hace más difícil de llevar cuanto que la enfermedad distancia a la persona de sus propias emociones. Hagas lo que hagas, nunca recibes las gracias de parte del enfermo, sino solo criticas y protestas.

Encontrar lo bueno de cada situación

En mi caso particular, María se había distanciado de mí y de mi otra hermana, muchos años antes. Todas nuestras historias y recuerdos de infancia y juventud, habían quedado atrás, en algún baúl olvidado de la vida. Y las tres extrañábamos nuestro antiguo compañerismo, aunque nunca lo confesamos. Teníamos una relación amable, pero no muy íntima, hasta que llegó la enfermedad de María.

Hoy puedo decir que la enfermedad que nos arrebató a un ser querido, irónicamente, nos devolvió a nuestra hermana. Hoy en día nos llevamos mejor que nunca, pero no fue fácil al principio tener que luchar por una persona por la cual sientes mucho rechazo. María ha mejorado con el tratamiento y sus relaciones sociales en el centro de cuidado diurno. Ha re-aprendido a dar las gracias y ha recuperado en parte su sentido de agradecimiento por las cosas que la vida le da.

El horror del Alzheimer está realmente en ver diariamente el deterioro que sufre el ser querido, vivir el rechazo y la indiferencia de él hacia el cuidador, y continuar ofreciéndole amor, comprensión y cuidados muy a pesar de todo ello.

Yo no conozco un amor más grande que el de mi madre por sus hijos y sobre todo por María mi hermana, en particular, y en ocasiones, la desesperación y la confusión eran tan grandes (sobre todo al principio) que mi mamá a veces sentía ganas de desaparecer y dejarla a su suerte. Por supuesto que nunca lo hizo.

Otra parte del horror es las trabas de comunicación, y el sentimiento de que esa persona que está ahí no es ya la persona que uno amaba. El sentir que de alguna manera ha sido cambiada, y que ya todas nuestras muestras de amor caen en el vacío, es una traba dolorosa en el proceso de la enfermedad. Se necesita un amor infinito para continuar dando sin esperar nada a cambio, ni siquiera una sonrisa de agradecimiento.

También está esa despedida casi diaria del ser que has amado, una despedida a retazos que dura hasta que la enfermedad ya termina con todo.

La buena noticia es que todo el horror de enfrentar el Alzheimer al principio de la diagnosis, mejora a medida que uno aprende como lidiar con la enfermedad y sus características, y cuando uno aprende que con conocimiento, habilidades básicas, pequeños secretos y una actitud positiva, la vida del cuidador y del enfermo se hace más llevadera, a veces hasta feliz.

El golpe de la diagnosis

Cuando primero se recibe la diagnosis, tanto el enfermo como el cuidador pasan por un proceso que debe de saberse y entenderse. Distintas personas pasan por distintas reacciones que son normales en los que se enfrentan a una crisis existencial. Es una buena idea conversar con un profesional de la salud en el campo del Alzheimer, lo mismo una enfermera especializada, que un trabajador social, psicólogo o psiquiatra que tenga experiencia en ese campo.

Es importante buscar a personas especializadas y con experiencia en el campo de la demencia, porque, aunque no lo crea, no todos los médicos, ni todos los terapeutas, ni siquiera todos los psicólogos tienen conocimientos profundos sobre estas enfermedades.

En el caso de los que hablan español, en algunos lugares se hace casi imposible encontrar un profesional de la salud con experiencia en el campo del Alzheimer. La Asociación de Alzheimer y otras organizaciones especializadas son las más aptas para referirle a especialistas con experiencia.

Capítulo -15- Ansiedad y depresión en el cuidador

La Alianza Nacional de Cuidadores de la Familia (National Family Caregiver Alliance) estima que los esposos cuidadores entre las edades de 66 y 96 años, que están experimentando tensión mental o emocional, tienen un riesgo del 63% más alto de morir que la población de la misma edad que no son cuidadores. En la primera parte de este libro, hablamos sobre la depresión en el enfermo. Ahora vamos a ver cómo y por qué se manifiesta la ansiedad y la depresión en el cuidador.

Si uno piensa en la enormidad de enfrentarse al mal de Alzheimer, es lógico que uno se sienta ansioso: ¿qué va a pasar a mi ser querido? ¿Cómo vamos a sobrevivir? ¿De qué va a vivir si perdemos el trabajo? Y otras muchas preguntas que producen ansiedad mientras no se ha encontrado una respuesta.

Por eso la importancia de aprender todo lo que se pueda sobre la enfermedad y los recursos que existen, porque cuando las preguntas tienen respuestas, la mayor parte de la ansiedad desaparece.

Otro sentimiento que embarga a veces al cuidador es el de sentirse víctima. Algunos cuidadores sienten lástima de sí mismos porque la enfermedad de su ser querido les ha robado sus sueños. En el caso de los esposos, los cuidadores tienen que abandonar muchos de los planes que tenían. Otras veces se entristecen al ver a su ser querido deteriorarse día por día. El cansancio de lidiar a diario con estas situaciones puede robarle las energías de socializar, salir y hacer cosas, como antes, lo que también tiende a deprimirle.

El apetito y el sueño pueden cambiar en respuesta a las muchas demandas que ahora enfrenta el cuidador. Perder el sueño y el apetito afecta la salud y, como consecuencia, se siente más deprimido. Es el círculo vicioso de la depresión: los problemas le deprimen, la depresión le hace perder el sueño y el apetito. No dormir le hace sentir más ansiedad. La ansiedad y el nerviosismo le hacen cometer errores. Los errores le hacen sentir más estrés. El estrés le da más ansiedad y nerviosismo. Con más ansiedad y nerviosismo usted duerme menos… y así sucesivamente, hasta que el cuidador se enferma.

En todos los casos, a medida que el enfermo va perdiendo facultades, el cuidador tiene que cambiar el papel que estaba acostumbrado a llevar. Muchas veces el esposo cuidador por primera vez en su vida tiene que empezar a limpiar y a cocinar, otras veces la esposa cuidadora tiene que empezar a ocuparse de las reparaciones de la casa y de las cuentas financieras, que antes era el esposo quien las llevaba a cabo.

Muchos especialistas comparan el cúmulo de reacciones y sentimientos por el que pasa el cuidador, con el proceso que se pasa una persona cuando un ser querido muere. Algunos llaman la enfermedad de Alzheimer "La Muerte Lenta" o "Los muchos adioses".

El ciclo de la pena

La doctora suiza, Elizabeth Kübler-Ross, escribió un libro llamado "Sobre la Muerte y el Morir". Ella pasó mucho tiempo con personas que estaban en el umbral de la muerte, y sus familias. Estaba estudiando las reacciones de los afectados por la muerte, y también consolándolos.

En el libro ella explica que los afectados por la muerte pasan por un ciclo que ella llamó "El Ciclo de la Pena".

Al pasar los años, otros especialistas notaron que el ciclo emocional no es exclusivo de las personas que se enfrentaban a la muerte, sino una reacción normal en personas que se enfrentan a una crisis, a una mala noticia, como una enfermedad, perder el trabajo, perder algo muy importante o ser afectado por algo especial, aunque no fuera personal, como por ejemplo, lo que le pasó a toda la nación de Estados Unidos con los sucesos del 9/11.

El ciclo de la pena se muestra a veces como una montaña rusa, a medida que los sentimientos y las reacciones de las personas tratan de adaptarse a la realidad.

La siguiente es una adaptación del
Ciclo de la Pena de Kübler-Ross

1. **Choque:** La mala noticia se recibe como un choque y produce una parálisis inicial.

2. **Negación:** La parálisis inicial da paso a la negación. Para intentar evitar el dolor, la persona no encuentra otra manera de evitar lo inevitable, entonces lo niega: "Eso no puede ser verdad" —se dice-. "Eso no me puede estar pasando a mi".

3. **Cólera:** Después de la negación viene la cólera. La persona ya no puede continuar negando la realidad, entonces se enfurece, contra su suerte, contra la vida que se muestra tan cruel, contra todo. En el caso del Alzheimer, la furia va incluso contra el mismo ser querido. Los cuidadores a veces son los primeros en sorprenderse de este sentimiento, que por otra parte, es totalmente natural. Se sienten muy enojados contra la persona que los está haciendo pasar por tan malos momentos y se preguntan cómo pueden sentirse tan enojado con alguien a quien aman y que está enfermo. La frustración y la cólera en esta clase de situación son sensaciones normales. El paciente tiene frecuentemente un comportamiento irritante, no parece conmovido por lo que hacemos por él, ni siquiera se muestra agradecido, actúa injustamente y hasta parece que ya no quiere a quienes antes había amado. El marido o la esposa se siente doblemente abandonado por el paciente y por la vida.

4. **Etapa de negociar y regatear:** la persona busca inútilmente una salida a la situación tan dolorosa. Muchas veces conversando con Dios, la persona le ofrece otros sacrificios *si El se compadece y cura al enfermo.*

5. **Etapa de la depresión:** Y después del regateo, cuando ven que las cosas no cambian, viene la depresión. "No hay nada que hacer" –piensa la persona-. "¿Para qué luchar, si todo da igual?".

6. **Aceptación:** La persona finalmente acepta, ya sea la muerte, o la enfermedad, o la mala noticia, y busca maneras de lidiar con ella. Es entonces cuando el enfermo terminal finalmente siente paz y esta dispuesto a irse sin luchar más; cuando el enfermo de Alzheimer acepta lo inevitable de la enfermedad y entonces busca maneras de sentirse mejor dentro de lo que cabe; y cuando el familiar encuentra la paz y decide buscar maneras de sentirse ambos mejor.

Aunque este ciclo parece ser universal, hay personas que no pasan exactamente por todas las etapas. Hay quienes nunca aceptan la muerte y batallan contra esta, hasta que ésta les vence.

Todas las etapas del ciclo son normales y la mayoría de las personas pasan por ellas. Sin embargo, el problema surge cuando la persona se queda encajonada en una de las etapas, o cuando continúa viviendo las etapas como un ciclo interminable sin salir de él y dedicarse a mejorar su vida.

Por ejemplo, si una persona se queda trabado en la etapa de la negación, nunca se dará la oportunidad de encontrar la paz que da la aceptación, o la liberación que se siente cuando una persona expresa cólera. Y si la persona se queda estancada en la cólera, puede volverse irascible y llegar a enfermarse.

El ciclo indefinido

Es cuando la persona se mueve de una etapa a la otra sin haber completado la anterior, por lo que más tarde tiene que volver a la etapa no terminada y el ciclo puede convertirse en indefinido.

Continuar el ciclo indefinidamente es también una forma de negación, de no aceptar lo inevitable.

Lo deseable es que se pase por las etapas, aunque se salten algunas, pero que al final se llegue a la aceptación, para evitar actitudes aberrantes que no ayudan a nadie.

El ciclo positivo

Algunas personas muy adelantadas espiritual y emocionalmente experimentan los cambios como lecciones que tienen que ser aprendidas y tratan de beneficiarse de lo que la situación específica les está enseñando. Estas personas tienen una actitud muy positiva ante los problemas, y por consiguiente sufren menos o se hacen la vida más llevadera.

Optimismo desmedido

Es el que siente la persona cuando en la primera etapa tiene una visión muy positiva y a menudo demasiado optimista de la situación. Esta es de nuevo una forma de negación.

A veces la persona piensa que las cosas no son tan malas como se pintan, y que para él será mucho más fácil. El problema con esta visión de optimismo desmedido es que el golpe de todas maneras viene, cuando las cosas no salen tan bien como se esperaba.

Pesimismo desmedido

El optimismo desmedido puede dar paso al pesimismo desmedido, cuando la persona se da cuenta que estaba equivocada, que no todo salió tan fácilmente como esperaba, y que no todo el mundo cooperó como ella se imaginó.

Esto puede llevarle a un período de pesimismo desmedido, donde la persona comienza a ver todo más negro de lo que es, y la oscuridad le impide ver las cosas buenas que aún puede vivir y tratar de conseguir.

En esta etapa la persona se dirige directamente a la depresión, si no cambia el rumbo a tiempo.

Hay un poema del poeta indio, Rabindranaz Tagore, que dice:

Si lloras por haber perdido el sol,
las lágrimas no te dejarán ver las estrellas.

Optimismo realista

La persona naturalmente optimista volverá al optimismo, pero ahora con conocimiento de causa y con información. O sea, la persona sabe y conoce la situación real, pero dentro de ella puede divisar formas de hacer la vida mejor y hasta puede llegar a sentir felicidad otra vez.

¿Qué nos dicen las leyes naturales de la vida?

El psicólogo, naturista y filósofo, Deepak Chopra, en su libro *The Spontaneous Fulfillment of Desire, Harnessing the Infinite Power of Coincidence,* (El Cumplimiento Espontáneo del Deseo. Enjaezando el Poder Infinito de la Coincidencia), nos habla del papel que juega en nuestras vidas lo que uno cree que son coincidencias y milagros, y nos dice que todo en el universo está ahí al alcance de nuestras manos y que puede ser nuestro con sólo alargarla (la mano mental o del deseo) y tomarlo. Y en esa esfera incluye también los sentimientos y estados de ánimo. Veamos cómo él lo dice:

"...Todo, ya sea una experiencia, o una actitud, o un objeto, contiene en sí mismo su contrario. De hecho todo lo que usted tiene ahora, bueno o malo, contiene su contrapartida. No importa cuán profundamente pueda estar usted hundido en las profundidades de la depresión, por ejemplo, si usted identifica la contrapartida -alegría o gratitud- y le presta atención, usted verá que comienza a

crecer en su conciencia. Quitar su atención de la desesperación y ponerla en la felicidad, hace realmente que la nueva sensación florezca".

¿Sentir felicidad cuando la vida está patas arriba?

Sí, se puede volver a sentir felicidad, si se piensa que la felicidad, como dice Chopra, es un estado psicológico que nosotros podemos ayudar a crear.

¿Alguna vez se ha sentido usted feliz?

Si alguna vez usted se ha dicho: "¡En este momento soy feliz!" recordará quizás que acababa de conseguir o conquistar algo que para usted era muy importante: ya sea amor, una meta, o algún tipo de posesión. Nos sentimos felices cuando logramos nuestros objetivos. Si nuestros objetivos son aprender a vivir con la enfermedad y ayudar a nuestro ser querido a vivir una vida más fácil, a cada paso que vamos conquistando nuestras metas, nos vamos sintiendo felices.

La felicidad no es permanente, hay momentos felices y momentos amargos. La felicidad es un estado psicológico que se consigue a través de la realización personal de cualquier meta propuesta por uno mismo. En ese sentido, sí, podemos ser felices aún cuando nos enfrentamos a un mal tan terrible como la demencia.

Podemos provocar la felicidad o la tristeza

Igual que usted se siente triste y deprimido cuando ve una tragedia, un accidente, un acto de crueldad contra alguien indefenso; así también se siente alegre cuando ve una película alegre, o cuando oye determinada música, o escucha chistes o comedias.

En el cerebro, la alegría es simplemente una cuestión química. En nuestros cerebros existen tres productos químicos a los cuales hemos llamado "El Trío Feliz", encargadas de conseguir esa sensación que todos buscamos: la felicidad.

Permítanme presentarles a El Trío Feliz: La señora Serotonina, la señora Noradrenalina y la señora Dopamina. Las tres son unas viejas parlanchinas, mama-gallos, jodedoras y fiesteras. Lo único que les interesa es el bienestar, la risa, la alegría, las fiestas… y nada de estrés. Su principal enemigo es el estrés… al estrés de cualquier tipo, bueno o malo, no importa, ellas lo odian porque nunca aprendieron a lidiar con él.

Y ahora vamos a hablar un poco más del estrés, ese pillo ladrón que se ha metido en nuestras vidas y nos ha robado la tranquilidad… y en muchos casos la felicidad. El cuidador del enfermo de Alzheimer tendrá que enfrentarse al estrés, quizás, las 24 horas de su día, los siete días de la semana.

Chiste anónimo
Cómo mejorar el estrés de Pepe

Maritza acompaña a su marido Pepe al médico porque el pobre está sufriendo de demasiado estrés. Después del chequeo, el especialista llama a Maritza y a solas le dice:

Pepe tiene un estrés terrible. Tú sabes que el estrés puede matar a una persona. Pero hay formas de reducir el estrés y recuperar la salud. Para que Pepe no muera, tienes que seguir el siguiente plan: Cada mañana prepárale un desayuno saludable. Se amable y asegúrate de que esté siempre de buen humor. Para el almuerzo prepárale algo sabroso, nutritivo y que pueda llevarse al trabajo. Cuando regrese del trabajo ten la mesa puesta con un traguito, una comida muy especial y música suave. No le agobies con tareas caseras, ya que esto podría aumentar su estrés. No hables de tus problemas ni discutas con él, ya que eso sólo agravará su estrés. Intenta que se relaje por las noches utilizando ropa interior sexy y dándole muchos masajes. Anímale a que vea algo de deportes en la televisión. Y, lo más importante, haz el amor con él varias veces a la semana y satisface todos sus caprichos sexuales. Si puedes hacer esto durante los próximos diez o doce meses, creo que tu marido recuperará su salud completamente.

De camino a casa, Pepe le pregunta a Maritza:
- *¿Qué te dijo el médico?*
- *Nada… que te vas a morir.*

Capítulo -16- El juego químico de las hormonas

¿Que es la Felicidad?

En términos químicos, la felicidad, como habíamos dicho, es causada por El Trío Feliz: la serotonina, la noradrenalina y la dopamina. El cerebro de algunas personas produce naturalmente una mayor cantidad de estos químicos, y esas son gente a las que siempre vemos optimistas, riendo y de buen humor. Otras personas tienen tendencia a producir bajas cantidades de estas sustancias que también funcionan como neurotransmisores, llevando y trayendo mensajes alegres al cerebro.

El estrés es el ladrón de la felicidad

Contrario a lo que se piensa, no sólo las cosas malas producen estrés. La llegada de un bebé al hogar es un hecho alegre y sin embargo puede producirnos gran estrés. Comprar una casa nueva es un momento esperado con ansiedad por la familia, pero produce estrés.

Los cuidadores de un enfermo de Alzheimer se enfrentan a un estrés tremendo las veinticuatro horas del día, los siete días de la semana, los 365 días del año.

El cuidador que se quiera a sí mismo tiene la obligación de aprender a lidiar con la enfermedad y buscar la felicidad dondequiera que ésta se encuentre. Es el único modo de sobrevivir.

¿Qué es el estrés?

El estrés es la reacción del cuerpo a situaciones y cambios externos y se produce como consecuencia de un desequilibrio entre las demandas externas y los recursos físicos, mentales y emocionales de la persona.

Cualquier cambio, o cosa fuera de lo común (buena o mala) que ocurra en su vida cotidiana puede producir uno o varios de los siguientes tipos de estrés:

El estrés emocional: Pleitos, desacuerdos, conflictos, tanto en el trabajo, como en la familia o socialmente, que causan un cambio profundo en la vida de la persona.

El estrés por enfermedad: Cualquier enfermedad que causa cambios en la condición física, emocional o mental de una persona.

Estrés por exceso de actividad física o mental: El exceso de actividad física, mental o emocional de forma continuada por un largo periodo de tiempo puede producir estrés.

El cuerpo está hecho de manera que tiene que reparar energías a medida que éstas se gastan. No vale trabajar o estar de fiesta 3 días seguidos y después dormir tres días. Con el tiempo, ese ritmo de vida creará cambios irreparables de los que la persona se da cuenta solamente cuando ya es muy tarde.

En 1967 los investigadores médicos Thomas Holmes y Richard Rahe crearon una escala de valores de los acontecimientos de la vida de una persona y su correspondiente valor en concepto de estrés.

En la escala, la muerte de la pareja tiene el puntaje mas alto de estrés, o sea, 100 puntos; el divorcio, la menopausia, la separación, el encarcelamiento, la muerte de un ser querido y la enfermedad o incapacidad tienen un valor de entre 45 y 60 puntos. La escala tiene en cuenta unas 50 situaciones o acontecimientos estresantes.

Para tener una idea de su situación, la persona tiene que escribir el valor de cada uno de los acontecimientos que hayan ocurrido en su vida durante el año anterior y sumar los valores totales.

150 puntos o menos significa que ha tenido una cantidad relativamente baja de cambios en ese periodo de su vida y por tanto tiene una susceptibilidad baja a los problemas de salud inducidos por el estrés.

De 150 a 300 puntos implica que la persona tiene un 50% de posibilidades de padecer algún problema de salud importante en los próximos 2 años.

La lista incluye todo tipo de situaciones que cada persona enfrenta una vez u otra en su vida.

Cuando el estrés no tiene una válvula de escape, es como poner una olla de presión al fuego y dejarla así por largo tiempo. Tarde o temprano (más temprano que tarde) el agua se gastará y la olla explotará.

Esa explosión en el cuerpo humano son las enfermedades. El cuerpo o la mente sometidos a exceso de estrés explotarán en un algún momento.

¿Cómo se produce la explosión en el ser humano?

El exceso de estrés puede producir depresión, presión arterial alta, infarto, embolia cerebral, alergias, infecciones, fatiga, dolores, ataques de pánico, insomnio, úlceras y todo tipo de problemas gastrointestinales.

El Trío Feliz:
Serotonina, Noradrenalina y Dopamina

Habíamos dicho que la felicidad se puede provocar, de la misma manera que un recuerdo, una música, un olor, nos puede poner tristes o alegres.

Cuando estudiamos en el primer capítulo el funcionamiento del cerebro, vimos que éste nunca descansa y que constantemente se están llevando y trayendo mensajes a través de los neurotransmisores. Miles de mensajes van y vienen, unos alegres y otros tristes. Y esto es normal, pero queremos que la cantidad de mensajes tristes sea equilibrada con los alegres.

¿Recuerda las tres viejas felices de las que hablamos anteriormente? Serotonina, Noradrenalina y Dopamina. Dijimos que ellas odiaban al estrés porque no sabían como lidiar con él. Mientras tanto, los mensajeros tristes sí saben lidiar con el estrés, ellos saben como lidiar con todo lo que sean malas noticias, son el miembro deprimido de la familia, que siempre está listo para pasar las malas noticias.

Cuando hay demasiado estrés, las viejas felices (nuestras mejores amigas porque nos hacen sentir bien), se inhiben, se retiran. Es como si se escondieran, dejando el camino libre a los mensajeros tristes, que se aprovechan y se hacen presente todo el tiempo. Y con el exceso de mensajes tristes, la persona comienza a deprimirse.

Por eso, tenemos que conocer bien a las tres viejas felices para fortalecerlas y que sean ellas las que toquen la música que queremos bailar.

La señora Serotonina es la que nos lleva de la mano al sueño. Al dormir, nuestro cuerpo repara todas las células desgastadas y nos reponemos de las luchas diarias. Serotonina debe estar tranquila para que la persona pueda dormir bien en un sueño reparador. Por eso es que cuando estamos bajo demasiado estrés, lo primero que se afecta es nuestro sueño. Serotonina es la jefa de nuestro reloj interno.

Este reloj interno se encuentra en la glándula pineal o epífisis, que almacena la serotonina en nuestro cerebro. La glándula pineal convierte la serotonina en melatonina. Y más tarde, cuando aparece el día, la melatonina se vuelve convertir en serotonina.

Así podemos dormir y reparar fuerzas durante la oscuridad y despertar por la mañana. El reloj funciona de acuerdo al ciclo de luz y oscuridad de la tierra, que para nosotros es igual a la vigilia y el sueño. Gracias a ese ciclo todos los días las células de nuestro cuerpo se reparan para al día siguiente, volver a continuar un día más, un ciclo más de vida.

Cuando sentimos estrés nuestro cuerpo reacciona segregando una hormona llamada cortisol, más conocida como la hormona del estrés. El cortisol hace que nuestro cuerpo produzca energía para manejar el estrés. El cortisol nos mantiene alerta, es bueno en casos de emergencia, pero si los niveles de cortisol se mantienen altos durante mucho tiempo, meses o años, puede producir daños serios a nuestro organismo.

El estrés inhibe la serotonina, la paraliza para poder asesinar al sueño.

Como jefa de nuestro reloj interno, serotonina es quien debe ordenarle a cortisol comenzar a funcionar, para nosotros poder dormir o despertarnos.

Pero, como vimos, ella no sabe como lidiar con el estrés, y si el estrés la paraliza, nuestro reloj interior quedará parado en una hora donde no hay sueño reparador.

Doña **Noradrenalina** es prima de Adrenalina, a quien todo el mundo conoce por ser la encargada de hacernos reaccionar ante un peligro. La adrenalina puede aumentar la glucosa en la sangre, la presión arterial, el ritmo cardíaco y la respiración. Cuando eso pasa, estamos listos para luchar o huir. Su prima, la noradrenalina, por su parte, es la que nos da la energía para esa lucha. Cuando tenemos bajos niveles de noradrenalina nos sentimos lentos y embotados, y nos cuesta trabajo reaccionar.

La señora Dopamina. De las tres señoras felices, a Dopamina pudiéramos llamarla "La Madre de la Felicidad", porque es la más fiestera de todas. La dopamina está encargada del placer y su función es hacernos disfrutar de la vida.

Tanto es su interés en hacernos sentir bien, que la dopamina se encuentra en mayores cantidades cerca de las partes del cerebro donde hay mayor cantidad de endorfina (la encargada de regular el dolor).

Endorfina es una amiga inseparable de Dopamina. Se ha estudiado que cuando hay exceso de estrés, la dopamina disminuye y también disminuye el poder de la endorfina. Por eso el estrés puede producir dolores y falta de placer en las actividades que antes nos hacían felices.

¿Qué pasa cuando las tres señoras felices no pueden funcionar correctamente?

Cuando la serotonina, la noradrenalina y la dopamina funcionan bien, dormimos un sueño reparador y nos levantamos alegres, con la mente fresca, lo que nos hace cometer menos errores y sienta las bases para un gran día.

Ahora bien, cuando el estrés paraliza a los tres químicos de la felicidad, perdemos el sueño, nuestro sistema inmunológico se debilita, y perdemos energía. Nuestras defensas ya no pueden luchar por defendernos y la vida pierde todo interés, porque ya no podemos disfrutar de ella. Cuando no somos capaces de disfrutar de la vida nos deprimimos. La depresión trae más enfermedades y las enfermedades nos deprimen aún más... es el círculo vicioso del estrés.

Los cuidadores de un enfermo con demencia están sometidos a una carga de estrés mayor de lo que cualquier persona puede afrontar. Por ello es sumamente importante que aprenda a cuidarse y a mantener una vida alegre a pesar de todos los sufrimientos que el Alzheimer y la demencia les brinda. Y se puede hacer. Se puede lograr que la vida vuelva a ser atractiva y feliz, para ambos, para el enfermo y para el cuidador.

Más adelante hablaremos de trucos y tratos, de secretos, y medidas que podemos poner en práctica para que la vida sea más llevadera y más fácil.

Maneja el estrés antes de que él te maneje a ti

Ya vimos que tanto los cambios positivos como los negativos pueden producir estrés. Es imposible, e incluso no deseable, eliminar todo el estrés de su vida. Lo que queremos hacer es eliminar el estrés dañino, y aprender a manejar el estrés que sabemos no se puede eliminar.

Manejar el estrés puede convertirse en un arte, si lo tomamos en serio y lo practicamos regularmente.

En todos los programas de reducción de estrés, lo primero que se trata de hacer es determinar qué está causándolo, para poder controlarlo.

Nosotros ya tenemos esa parte ganada: sabemos que el estrés lo están causando constantemente las situaciones cambiantes que nos presenta la enfermedad de Alzheimer.

Después de un día con un enfermo de Alzheimer, el cuidador puede sentirse nervioso, temeroso, confundido, preocupado, irritable, hostil, e incapaz de concentrarse. Estos sentimientos pueden crear nuevos conflictos con el enfermo y con otras personas y profundizar aún más el círculo vicioso del estrés.

Tome una libreta y en la parte de afuera escriba en letras grandes: **Manejo del estrés.**

Deje la primera página en blanco y en la segunda escriba como encabezamiento **"Las 10 Situaciones que más me estresan"**.

Seguidamente, haga una lista de las 10 situaciones que más le estresan. Y por ahora déjela ahí. Usted ha comenzado su propio programa de Control del Estrés.

¿Cómo lidiar con las situaciones estresantes?

Las situaciones estresantes pueden ser clasificadas en tres categorías:

- los contratiempos,
- los cambios grandes,
- los problemas continuos.

Contratiempos son situaciones pequeñas pero que al repetirse causan estrés. Por ejemplo, cuando el enfermo pierde o esconde constantemente las cosas; cuando repite constantemente la misma pregunta y usted tiene que contestarle pacientemente como si fuera la primera vez; cuando se escapa y se pierde; cuando se queja de su suerte; cuando se orina en lugares no aceptables... la lista seria interminable.

Cambios grandes: Cambiar de casa, ingresar al paciente en un nuevo centro de cuidado diurno; traer a una nueva persona para que nos ayude a cuidarlo, nacimiento de un niño en la familia, un divorcio en la familia, la muerte de un gran amigo o ser querido.

Problemas continuos: Discusiones, pleitos, malas relaciones con otros miembros de la familia, preocupaciones financieras, deudas, falta de descanso, falta de sueño, falta de incentivos en la vida.

¿Cómo podemos prevenir las situaciones estresantes?

El cuidador nunca podrá prevenir **todas** las situaciones estresantes a las que la enfermedad lo enfrenta, pero sí puede prevenir algunas, y aprender a manejar las otras.

Evite las situaciones estresantes que pueda evitar.

1. Planifique con cuidado los cambios grandes de su vida, como cambiar de casa. No trate de hacer todos los cambios grandes a la vez.
2. Acepte sus limitaciones, pida ayuda, aprenda a decir "NO".
3. Aprenda a priorizar. Cuando tenga que hacer varias cosas, haga una lista y determine cuáles son urgentes y cuáles son importantes. Haga una diferencia entre las cosas urgentes y las importantes. Ello le ayudará a decidir cuál debe hacer primero.
4. Aprenda a comunicarse mejor, tanto con el enfermo como con los amigos y el resto de la familia. Una mejor comunicación puede prevenir muchos problemas.
5. Comparta sus preocupaciones con su familia, con el médico, un psicólogo, un trabajador social, una organización de Alzheimer. No se quede con todas las preocupaciones dentro, los demás pueden darle nuevas ideas.
6. Aprenda a desarrollar una actitud positiva. Vea los problemas como una oportunidad para aprender.

7. Ofrézcase recompensas. Cómprese algo que quiere mucho, salga por su cuenta, pida a alguien que se quede con el enfermo. Desconéctese totalmente, al menos por una hora cada día: Usted se lo merece, se lo ha ganado. Acepte toda la ayuda que se le brinda. No tenga reparos en tomarse unas vacaciones.

8. Comience un plan de ejercicios físicos: camine, monte bicicleta, haga pesas, vaya a un gimnasio por lo menos 30 minutos al día, o al menos tres veces a la semana. Lo importante es hacer algo que usted disfrute. Preferiblemente algún ejercicio con el que usted se pueda relacionar con otras personas. El ejercicio le encanta a las viejas felices, que inmediatamente comienzan a sentirse bien y llevar sus mensajes felices a su cerebro, todo lo ven positivo después del ejercicio y en agradecimiento le van a hacer sentir de maravillas. Recuerde que mientras usted está haciendo ejercicios suaves y moderados no puede estar pensando en sus problemas y preocupaciones, lo que también le beneficia por carambola.

9. No olvide que hay muchas otras formas de agradar a las viejas felices, como bailar, escuchar música, leer, pintar, tocar un instrumento musical.

Más control del estrés

En las páginas anteriores tratamos de prevenir las situaciones estresantes. Ahora vamos a ver como manejar las situaciones que no pudimos prevenir.

1. Véase a sí misma, en su mente, tomando control de la situación y resolviendo con inteligencia y perspicacia todos los problemas que se le presentan.

2. Piense positivamente. Aprenda a ver en cada situación la posibilidad de ganar algo. Piense no sólo ¿cómo puede solucionar el problema? Sino también ¿qué puedo ganar con esta situación? ¿cómo puedo cambiar esta situación de negativa a positiva?

3. Haga planes para confrontar las situaciones que sabe tendrá que afrontar, pero no comience a sufrir la situación antes de que pase, porque posiblemente nunca llegue a suceder.

4. Relájese y respire profundamente. Respire por la nariz, mantenga el aliento por unos segundos y exhale por la boca. Repita este ejercicio respiratorio cada vez que se sienta estresado.

5. Aprenda a meditar, practique taichí, o cualquier otra disciplina asiática.

6. Relaje sus músculos. Empiece por los pies y suba poco a poco a través de todos los músculos de su cuerpo. Para hacerlo, contenga los músculos fuertemente y de pronto relájelos. Cuando lo haga visualice los músculos y las células relajándose y nutriéndose de buenas energías curativas. Aprenda a hacer ejercicios de estiramiento.

7. Disfrute de masajes terapéuticos, hable con un terapeuta si puede, sino déselos usted misma.

8. Tome un poquito de sol todos los días. Salga a caminar con su ser querido, el/ella se beneficiará también del ejercicio y de la claridad. Recuerde que su mejor amiga, la serotonina, es muy sensible al sol y se lo agradecerá.

RECUERDE:

El estrés es parte de la vida. Si no aprende a manejarlo. Él lo manejará a usted, y entonces podría enfermar del corazón, de los nervios o del estómago. Incluso podría llegar a desarrollar un cáncer.

Otras sugerencias:

-**Elimine** de su vida todo lo que le moleste y no sea importante.

-**Sea realista.** No trate de ser perfecta ni espere que los demás lo sean. La perfección no existe. Haga las cosas lo mejor que pueda, y olvide lo demás.

-**No Drogas.** Jamás use drogas, alcohol, cigarrillos, cafeína, para controlar sus emociones. Ellas pudieran calmarle por un rato, pero inmediatamente le causaran más estrés.

-**No deje para mañana lo que pueda hacer hoy.** Si hay cosas importantes que necesita hacer, hágalas ya y caerá un peso grande de sus hombros. Resolver los problemas cotidianos con facilidad le hace sentir en control. Evitarlos puede hacerle sentir que tiene poco control de la situación, causándole todavía más estrés. Aprenda a evaluar la situación con calma, a pensar en las opciones que tiene, y a tomar los pasos necesarios para resolver el problema. Cuando se sienta capaz de resolver problemas pequeños, tendrá la confianza necesaria para resolver problemas más complejos, lo cual le ayudará en situaciones que le causan mucho estrés.

Aumente su resistencia

¿Ha notado que ciertas personas parecen adaptarse a las circunstancias difíciles sin alterarse? Se mantienen serenos bajo presión y pueden resolver los problemas según van surgiendo. Los investigadores han identificado las cualidades que hacen que ciertas personas posean una resistencia natural aún cuando se enfrentan a circunstancias que producen mucho estrés. Si desea aumentar su resistencia, trate de adquirir estas aptitudes y comportamientos:

Reconozca las derrotas como un problema momentáneo que no puedes resolver.

Piense que "esto también pasará".

Organice un buen sistema de apoyo, familiares, amigos, grupos de apoyo.

No olvide divertirse, la vida continúa.

No se queje constantemente de su situación, más bien pida ayuda abierta y humildemente.

Otras 10 maneras de REDUCIR las situaciones estresantes

Rutina: Haga de la vida para el enfermo una rutina. Escape usted cuando pueda de la rutina, pero sola, él/ella necesita mantenerse dentro de la rutina.

Asigne una hora para dormir y váyase a la cama siempre a la misma hora, así está ayudando a su reloj interno. Asegúrese de que su ser querido esté seguro, y haga que él también se vaya a la cama siempre a la misma hora.

Tome muy en serio su descanso. Dé suficiente tiempo a su cuerpo para recuperarse. Si usted no descansa, el estrés se acumula y puede terminar enfermo. ¿Quien podrá entonces ayudar a su ser querido?

Preste atención a estos síntomas: fatiga, dolores, angustia, insomnio, no siente placer por las cosas que antes le encantaban, se siente deprimida, llora con frecuencia sin motivo aparente…

Cuando se sienta así, consulte a su médico. Usted podría estar al borde de la depresión.

Utilice la Pirámide Invertida. Los periodistas al escribir sus historias utilizan a veces un sistema que se llama *la pirámide invertida*. O sea, ponen al final los datos menos importantes. El editor sabe que puede ir cortando de abajo lo que no le cabe en el espacio que tiene, y la historia no perderá nada importante.

Haga lo mismo: cada noche, antes de irse a la cama, haga una lista de las cosas que necesita hacer al día siguiente. Escriba primero las tres cosas que de todas formas tiene que hacer, y debajo relacione las cosas que le gustaría hacer pero que no son tan urgentes.

Haga también una pirámide invertida con sus compromisos sociales. Comience a decir *no* a todos los compromisos sociales que no sienta deseos de cumplir. Deje que alguien más se encargue de cocinar para la reunión familiar.

Reduzca las horas de trabajo. Es posible que ya usted haya tenido que dejar su trabajo para dedicarse a cuidar a su ser querido. Si no es así, y su economía se lo permite, trate de reducir las horas de trabajo, para permitirse el descanso.

Adopte una dieta sana. Mantenga su nivel de azúcar estable: muchas personas que están estresadas comienzan a comer todo tipo de alimentos con azúcar para darse energía. El problema es que el azúcar le da un impulso momentáneo pero la deja caer inmediatamente después. Entonces usted tiene que volver a comer para sentirse bien de nuevo y esto se convierte en un círculo vicioso. Los hispanos tenemos tendencia a la diabetes y el exceso de estrés podría acortar el camino hacia ella.

Cuidado con los antojos incontrolables. Si hay alimentos de los que usted se antoja y ansía incontrolablemente, tenga cuidado, pueden estar afectando la química de su cerebro. Esos alimentos pueden contener azúcar, cafeína, productos lácteos, etc. Esas sustancias podrían estar afectando a las "viejitas felices."

Un examen para ver si estás deprimido/a

Recuerde, usted, como cuidador, está pasando por muchos cambios estresantes en su vida. Pero es muy diferente sentirse triste a estar seriamente deprimido. La depresión es una enfermedad y si usted responde positivamente a varias de las preguntas siguientes debe conversarlo con su medico:

Durante el último mes:

1. ¿Se ha sentido casi todo el tiempo triste, decaído, y sin ánimos suficientes para afrontar los diarios retos de la vida?

2. ¿Ya no le interesan tanto las actividades que antes disfrutaba?

3. ¿No siente interés por las actividades sexuales, cuando antes sí le interesaban?

4. ¿Ha perdido o ganado peso sin hacer dietas o ejercicios?

5. ¿Le cuesta trabajo concentrarse en una tarea específica?

6. ¿Le resulta difícil tomar decisiones cuando antes las tomaba sin tanto problema?

7. ¿De pronto a empezado a no poder quedarse dormido, cuando siempre durmió bien?

8. ¿Se queda dormido fácilmente, pero se despierta muchas veces en la noche, o se despierta demasiado temprano?

9. ¿Últimamente se siente irritable, ansioso, intranquilo?

10. ¿Últimamente está pensando mucho en la muerte?

Capítulo -17-   Medicinas Antidepresivas

Si después de eliminar los antojos incontrolables y tratar todas sugerencias anteriores, aún   el estrés continúa controlándole, usted podría estar deprimido.

Consulte a su médico, quizás él considere recetarle algún antidepresivo. Los antidepresivos nuevos son efectivos, no tienen riesgo de adicción y se pueden tomar por largos períodos de tiempo. Son muchas las personas que se han beneficiado de los antidepresivos.

Los antidepresivos tienen que ser siempre recetados por un médico. No deje de usar ninguno de estos medicamentos sin consultar primero con su doctor.

Los antidepresivos nuevos más corrientes son:

-Inhibidores selectivos de reabsorción de la serotonina (ISRS),   (SSRI en ingles).

-Antidepresivos tricíclicos (ATC).

- Inhibidores de la mono-amino oxidasa (IMAOs).

Lo primero que tendrá que hacer el doctor será seleccionar el antidepresivo que usted necesita, de acuerdo a sus características individuales y a su tolerancia a los efectos secundarios.

Todos las medicinas tienen efectos secundarios (mi madre decía que cualquier medicina te arregla una cosa y te rompe la otra) pero su doctor le ayudará a encontrar el que usted tolere mejor.

Los "tricíclicos" elevan la concentración de las viejitas parlanchinas (serotonina, dopamina y noradrenalina) en su cerebro, y los ISRS elevan la función de la serotonina.

Los IMAO's inhiben la acción de una enzima que es responsable de la descomposición de la noradrenalina y de la serotonina.

Antidepresivos Tricíclicos

Los principales medicamentos tricíclicos genéricos son: la Amitriptilina, Nortriptilina, Imipramina, Desipramina, Trimipramina, Protriptilina y el Opipramol.

ATENCIÓN

La información que damos aquí no es una recomendación. La ofrecemos para ayudarle a entender las recomendaciones de su médico. Solo él puede saber exactamente lo que usted necesita.

Los SSRI

La fluoxetina (Prozac). Le da energía, causa pérdida de peso y estimula los intestinos. Pudiera causar diarrea o dolores de cabeza. El perfil de la fluoxetina es más apropiado para alguien que se encuentra deprimido, letárgico y carente de energía.

Los IMAO's

Funcionan inhibiendo la acción de un enzima que es responsable de la descomposición de la noradrenalina y de la serotonina en el cerebro. Los efectos secundarios incluyen insomnio, agitación y dolor de cabeza.
El problema de estas medicinas es que pueden aumentar la presión arterial. Este efecto ha limitado grandemente el uso de este antidepresivo. Sin embargo, **la moclobemida**, es una versión nueva de este grupo de medicamentos y no parece tener este efecto secundario. Pregúntele a su médico.

¿Cómo encontrar el antidepresivo adecuado para usted?

La elección no es fácil, ya que existen muchos distintos tipos de medicinas antidepresivas. Los especialistas de la Clínica Mayo sugieren que la persona debe tener paciencia y trabajar arduamente con su médico para encontrar el antidepresivo adecuado. Todos y cada uno de ellos tienen sus pros y sus contras. Así que en cuanto a esto no hay una bolita mágica. Teniendo en cuenta sus síntomas, su historia de salud, su edad, sexo, peso y dieta, su médico comenzará recetándole alguno. Si al probarlo usted ve que no le asienta o que sus efectos secundarios le molestan demasiado, su doctor podrá cambiarlo.

Si un hermano o hermana, o uno de los padres, ha tomado algún tipo de antidepresivos y le ha asentado, coméntelo con su medico. A usted podría asentarle también.

Algunas medicinas vienen en forma de la píldora, mientras que otras vienen en soluciones o inyecciones. Una vez que usted y su doctor hayan seleccionado un antidepresivo, puede tomar de cuatro a ocho semanas para determinar su eficacia completa.

Capítulo -18- ¿Cómo la enfermedad de Alzheimer ataca al cuidador?

Cuando la enfermedad de Alzheimer se detecta y diagnostica a tiempo, tanto el enfermo como su cuidador tienen tiempo de planear el futuro y la vida puede ser un poquito más llevadera para ambos. El cuidador puede estar más preparado para afrontar todos los cambios y los problemas que se le vendrán encima.

De todas formas, la enfermedad de Alzheimer poco a poco va incapacitando a la persona que la padece y toda la vida de esa persona va cayendo, lenta pero inexorablemente, sobre el regazo del cuidador. Todas las decisiones que antes tomaba esa persona, ahora es el cuidador quien las tiene que hacer.

La vida no es fácil para alguien que tiene que ocuparse solamente de sus propias situaciones. Pero cuando, de pronto, uno tiene que convertirse en la cabeza pensante de otro ser humano, el mundo puede tornarse muy complejo. Sobre todo porque el enfermo, sin querer, hace las cosas más difíciles y complica todas las situaciones. Por ejemplo, cuando él/ella insiste en que quiere y todavía puede manejar su dinero, o conducir su auto.

Los efectos del Alzheimer en el cónyuge sano

El marido o la esposa del paciente deberá enfrentarse a un sinnúmero de cambios en su entorno. Las necesidades personales y sociales del cónyuge sano son importantes porque le ayudarán a mantenerse saludable. Cada persona deberá establecer un plan de acción que funcione en su caso.

No todas las actividades que llevaban a cabo como pareja podrán continuar, pero sí podrán asistir todavía a algunas de ellas.

El cónyuge sano debe continuar realizando actividades que son importantes para él/ella y que le dan un sentido de realización personal. Si el cónyuge enfermo no puede asistir, el cuidador debe pedir a otro miembro de la familia, o amigo, que se quede con él. El cuidador debe tomarse vacaciones de vez en cuando. Cada vez que el esposo sano pasa un período de tiempo alejado de su cónyuge enfermo, sentirá que se llena de nuevas energías y volverá a ella con nuevos ímpetus. Nunca debe sentirse mal por necesitar alejarse por un tiempo de su ser querido.

Al principio es difícil pedir ayuda, pero poco a poco el cuidador debe aprender a hacerlo y debe aprender también donde pedirla.

No siempre la familia está dispuesta a ayudar, pero puede haber amigos u organizaciones que estén dispuestos a enviar a un voluntario entrenado a quedarse con el enfermo.

Sentimiento de culpa del cuidador

Entre las muchas emociones contradictorias que el cuidador puede sentir, está el sentimiento de culpa.

Hace un tiempo, mientras yo llevaba a mi hermana a su centro de cuidado diurno, ella se estaba mostrando muy ansiosa, y yo tampoco tenía uno de mis mejores días. Así que le pregunté que le pasaba y su respuesta fue decirme a gritos que *"estaba harta de la vida, que yo la trataba como a una cosa, que no le informaba de sus asuntos financieros, que ella no sabía nada de lo que estaba pasando porque yo la mantenía apartada de todo como si fuera un perro estúpido"*.

Su protesta debió herir alguna parte muy sensible en mí, porque paré el auto en un lugar seguro y por primera vez en mi vida delante de ella comencé a llorar desenfrenadamente.

Tanto era lo que yo llevaba guardado dentro de mí, que no pude contenerme. Mientras yo lloraba, para hacer las cosas peor, por mi mente pasaba todo el dolor que yo había estado sufriendo por causa de ella, pero también pensaba y lloraba porque entendía cómo se estaba ella sintiendo.

La realidad es que sí, mi política ha sido esconder todo tipo de situaciones que sé a ella le causan estrés o preocupaciones.

Una de las cosas ante las cuales ella es más vulnerable, es la situación económica. "¿Qué pasará conmigo? ¿Cómo voy a sobrevivir? ¿Cómo voy a conseguir dinero para los gastos y la comida?" Son sus principales preocupaciones, sin darse cuenta que "alguien", la misma persona a quien ella está criticando, se ha ocupado de todo eso desde el momento en que ella ya no pudo hacerlo.

El departamento de Seguro Social me responsabilizó de manejar el dinero que ella recibe por incapacidad. Al principio yo trataba de explicarle como se gastaba cada centavo de ese dinero. Pero a ella la ponía muy nerviosa el saber todos los gastos de la vida diaria. Además, inmediatamente olvidaba lo que se le decía. Y volvía a preguntarlo y a ponerse nerviosa con la respuesta. Entonces mi madre, mi hermana y yo, estuvimos de acuerdo en mantenerla alejada de todas las preocupaciones financieras de la vida diaria.

Tampoco nunca le dije cuanto dinero tenía que poner yo de mi bolsillo para sufragar sus gastos cada mes. Verla convertirse poco a poco en un niño majadero, y sentir que a veces no la soportaba, me hizo sentir tantas veces un gran complejo de culpa. Sé que mi madre y mi otra hermana también se sienten así en ocasiones.

El sentido de culpabilidad que se siente en respuesta a muchas situaciones, es uno de los sentimientos más difíciles por el que el cuidador tiene que pasar. Al principio, cuando se sabe muy poco sobre la enfermedad, uno se pregunta si está haciendo todo lo posible para ayudarle. Uno llega a olvidarse de uno mismo y de sus necesidades para resolver las necesidades del ser querido. Entonces, en un momento, como si nada estuviera ocurriendo, esa persona le tira a uno en cara sus críticas sobre lo que uno hace.

En ese momento uno siente un rencor insoportable hacia ese ser querido, y ese rencor es inmediatamente sustituido por el sentimiento de culpa.

Después uno aprende que esa montaña rusa de sentimientos es normal, y todos los cuidadores pasan por ello de una forma u otra. Uno aprende, además, a no tomarse a pecho cualquier cosa que su ser querido diga, porque muchas veces él/ella intenta decir una cosa y le sale otra, totalmente distinta.

Capítulo -19- El Alzheimer y la sexualidad

En el caso de los esposos, en el terreno sexual hay que tener en cuenta dos aspectos totalmente distintos: el punto de vista del enfermo, y el punto de vista del cuidador. En algunas personas, los cambios que causa la enfermedad en el cerebro aumentan la necesidad de relaciones sexuales, en otros, esos mismos cambios eliminan la necesidad sexual totalmente.

La sexualidad en el esposo cuidador

La falta de intimidad sexual puede ser una de las situaciones más penosas que enfrenta la esposa o el esposo del enfermo. La persona sana puede encontrar que de pronto su vida sexual ha terminado. El enfermo quizás rechace cualquier tipo de relación de intimidad, o tal vez exija demasiado. El cuidador puede ver esto como un rechazo, o intimidación, lo que implica otra pérdida que el cuidador tiene que enfrentar. El papel del cuidador poco a poco se convierte más en maternal, o paternal que en el de pareja.

Muchos cuidadores experimentan cambios en sus sentimientos sexuales hacia sus parejas debido a las tensiones y atenciones del cuidado diario. A medida que la enfermedad progresa, el cuidador/esposo tendrá quizás que decidir dormir aparte.

La sexualidad en el esposo enfermo

Así como hay personas para quienes la libido aumenta, para otras la enfermedad puede crear un rechazo total o indiferencia hacia el sexo.

A medida que la enfermedad avanza, muchos pacientes pueden comenzar a presentan cambios en sus intereses y actitudes sexuales, que en algunos casos puede avergonzar a su pareja.

Comportamiento sexual inapropiado

El enfermo puede olvidar su estado marital y comenzar hacer insinuaciones a otras personas.

Exhibicionismo. El enfermo puede olvidar como vestirse o donde es apropiado quitarse la ropa. Si alguna prenda de vestir se siente molesta, el enfermo podría tratar de quitársela delante de cualquiera o en un lugar público. Los que no le conocen podrían sentirse ofendidos y llamar a un policía, si el enfermo no esta acompañado de alguien que pueda explicar la situación.

Acciones ofensivas o que pueden verse como peligrosas. El enfermo puede olvidar las reglas sociales y llevar a cabo acciones que para él/ella no significan nada, pero pueden ofender a otros. Por ejemplo, tocarse sus partes delante de niños o en lugares públicos.

Confundir las intenciones. El enfermo puede confundir las acciones de su esposa, que por ejemplo, pudiera dar un beso a un amigo. Como el enfermo no lo recuerda, puede ponerse celoso y acusarla de serle infiel con el otro.

Mal interpretar las acciones de otros. El enfermo puede creer que una amiga, a la que no recuerda, se le esta insinuando, cuando esta se acerca para darle un beso en la mejilla.

Enfermedad física. Una enfermedad femenina puede causar pérdida de interés sexual o hacer el acto sexual doloroso. Las reacciones de los medicamentos podrían también reducir el deseo sexual.

Depresión- La depresión puede reducir el interés en el sexo tanto en el enfermo como en el cuidador.

Cada comportamiento tiene su causa

Aunque nos parezca descabellado, las acciones de los enfermos de Alzheimer siempre tienen una razón. Cuando aprendemos a buscar la razón detrás de la acción, podemos ayudarle mucho mejor y manejar la enfermedad sin que nos produzca tanto estrés. Por ello:

1- Busque siempre las causas del comportamiento, por muy absurdo que este le parezca.

2- No arme aspavientos ante ninguna circunstancia. Responda calmadamente y, con cariño, hágale saber lo que usted quiere que haga.

3- No se muestre ofendido ni asombrado, ni le regañe, porque aunque él/ella actúe como un niño, la realidad es que no puede aprender nada nuevo. Usted puede, sin embargo, recordarle con gentileza y cariño que lo que está haciendo es inapropiado.

4- Distráigale, abrácele si él/ella se lo permite, tal vez necesite saber que usted aún le quiere.

NUNCA, NUNCA, NUNCA, SE BURLE DEL ENFERMO.

TRATE DE NUNCA ENOJARSE.

Comprenda la intención detrás de la acción

Si el enfermo muestra sus partes sexuales, podría significar simplemente que necesita ir al baño. No arme un aspaviento. Calmadamente ofrézcase a llevarle al baño. Si el enfermo usa pañales, puede también que se sienta mojado, y al cambiarle el pañal todo volverá a la normalidad.

Si el enfermo trata de quitarse las ropas, posiblemente tenga calor, o quizás este cansado, o tal vez sea otra señal de que quiere ir al baño.

Si el enfermo le amenaza o acusa: Responda con cuidado. No pierda su compostura. Usted puede pensar y él/ella no puede. No pierda su tiempo discutiendo. En lugar de esto, trate de distraerle con otra actividad y dele confianza con un abrazo.

RECUERDE

Hable abiertamente con su médico o su trabajador social sobre los problemas sexuales que está confrontando con su pareja. El podrá ayudarle. No hay nada que ellos no hayan visto u oído.

Vergüenzas, desconciertos, apuros en situaciones sociales

Algo difícil para un cuidador, sobre todo al principio, son las vergüenzas y los apuros que su ser querido puede hacerle pasar. Recuerdo que al principio de haber sido diagnosticada María, yo estaba enseñando a un grupo de voluntarios un programa sobre como manejar la artritis.

Para que ella se beneficiara del mismo, la invité, como invité también a mi madre. Las voluntarias son un grupo de adorables personas mayores de 55 años que realizan una labor fantástica cuidando a ancianitos necesitados en sus comunidades.

Al comenzar la clase, yo les presenté a mi mamá y a mi hermana, y muchas de ellas, cariñosas como siempre, se levantaron e hicieron un círculo alrededor de ellas, esperando su turno para darles un beso como muestra de bienvenida al grupo. Mi madre las besó a todas y les dio las gracias, pero mi hermana, en voz alta (que todas oyeron) dijo riendo:

"¿Ahora tengo que besar a todo este vejestorio?" Muchas de ellas, que no sabían de su enfermedad, se sintieron ofendidas.

Y yo, por mi parte, que en ese momento tenía poca experiencia como cuidadora de alguien con Alzheimer, me puse roja como un tomate, y por suerte pude explicarles que mi hermana padece de Alzheimer y que estos enfermos a veces quieren decir una cosa y les sale otra.

Los cuidadores están siempre tratando de proteger a su ser querido, para que no haga o diga cosas impropias en situaciones sociales.

En los primeros tiempos de la enfermedad, uno no quiere decirle a todo el mundo que nuestro ser querido padece Alzheimer, lo que es un error porque todo el mundo entiende cuando uno les explica la situación.

El problema es que, físicamente, en las primeras etapas del Alzheimer, no hay nada que nos diga que la persona está enferma. Ellos se ven perfectamente saludables, por lo que los amigos, vecinos y personas en general se muestran confundidas ante actitudes de los enfermos que les hace sentir incómodos.

Tan pronto como uno se llena de valor para reconocerlo, ve como todo el mundo comprende las extrañas actitudes y comportamiento del enfermo.

El dilema del cuidador ¿aislar al enfermo o apoyarlo?

Al principio de la diagnosis, el cuidador se enfrenta al dilema de qué hacer: aislar a su ser querido para que no le haga pasar vergüenzas y apuros, o continuar con la vida tal y como siempre.

A medida que se adquiere experiencia y se entra en contacto con otros cuidadores, se aprende que uno no tiene que avergonzarse de nada, que todo el mundo puede entender los comportamientos del enfermo, si se les explica.

Hay también un sinnúmero de tácticas y trucos que uno aprende para lidiar con todos estos problemas.

Yo y mi familia, por ejemplo, hemos aprendido a qué lugares podemos llevar a mi hermana, y a cuáles no debemos llevarla. Por otra parte, es importante no aislar al enfermo. Es necesario mantenerle lo más activo posible. El aislamiento social acelera su incapacidad.

Capítulo -20- ¿Decir que nuestro familiar tiene Alzheimer, o no decirlo?

"Que arda la casa, pero que no se vea el humo"

Una de las disyuntivas más grandes a las que se enfrenta el cuidador es la decisión de si decir o no, a la familia, los amigos y los vecinos sobre la enfermedad de su ser querido. Algunas familias, optan por el antiguo refrán "que arda la casa, pero que no se vea el humo". Esto quiere decir que no importa lo que pase entre las cuatro paredes de su hogar, la familia nunca permitirá que se sepa.

Decirlo o no decirlo es una decisión personal entre el cuidador y la persona con Alzheimer, que en las primeras etapas de la enfermedad todavía puede tomar ese tipo de decisiones.

En mi caso particular, mientras no explicamos a los amigos y los vecinos la situación real de mi hermana, su actitud y comportamiento nos acarreaba problemas porque ciertas actitudes no tienen una justificación aceptable para los de afuera, cuando no se conoce la realidad. Sin embargo, una vez que comenzamos a decirlo abiertamente, todo el mundo comprendió y ya nadie más volvió a sentirse ofendido ni abusado por sus comentarios.

Ronald Reagan, lo que nos enseñó su ejemplo

Uno de los ejemplos que a nosotros nos ayudó a tomar la decisión de no ocultar la enfermedad, fue el ejemplo del difunto presidente de los Estados Unidos, Ronald Reagan. A continuación reproducimos la carta donde él anuncia a la nación y al mundo que padecía la enfermedad de Alzheimer:

"Noviembre 5 de 1994

Compatriotas,

Me han dicho recientemente que soy uno de los millones de americanos que están afligidos por la enfermedad de Alzheimer.

Luego de conocer la noticia, Nancy y yo tuvimos que decidir si como ciudadanos nosotros guardaríamos esto como una cuestión privada o a si la haríamos pública.

En el pasado Nancy sufrió de cáncer del seno y yo he tenido mis cirugías del cáncer. Encontramos que con nuestra revelación abierta podemos levantar la conciencia pública. Estamos felices que como resultado, mucha más gente se hizo las pruebas.

Por ello pudieron tratarse en los estadios tempranos y por ello han vuelto a vivir una vida normal y saludable.

Así que ahora sentimos que es importante compartir esto con ustedes. Al abrir nuestros corazones, esperamos promover mayor conocimiento de esta condición. Quizás esto anime a una comprensión más clara de los individuos y las familias que son afectadas por la enfermedad.

En este momento me siento bien. Me propongo vivir el resto de los años que Dios me conceda en esta tierra haciendo las cosas que he hecho siempre. Continuaré compartiendo el viaje de la vida con mi amada Nancy y mi querida familia.

Planeo gozar del gran aire libre y permanecer en contacto con mis amigos y partidarios.

Desafortunadamente, a medida que la enfermedad de Alzheimer progresa, la familia lleva a menudo una carga pesada. Desearía solamente que hubiera alguna manera de evitarle a Nancy esta experiencia dolorosa. Cuando llegue el momento tengo confianza en que con su ayuda ella le hará frente con fe y valor.

Para terminar, déjenme agradecerles, a ustedes, el pueblo americano, por darme el gran honor de permitir que les haya servido como su presidente. Cuando el señor me llame a su hogar, dondequiera que ello sea, me iré con el amor más grande hacia esta nuestra patria, y un optimismo eterno para su futuro.

Ahora comienzo el viaje que me conducirá a la puesta del sol de mi vida. Sé que para América habrá siempre un brillante nuevo amanecer.

Gracias, mis amigos. Que Dios les bendiga siempre. Sinceramente,

Ronald Reagan"

Una de las razones por la que muchas familias prefieren guardar el secreto, es por el estigma de que la enfermedad podría ser hereditaria. En otras ocasiones, se conserva la verdad en secreto con el objetivo de ahorrar a otros el disgusto de conocer la verdad.

El problema es que mantener la enfermedad en secreto es como tratar de esconder un elefante. Además, mantener el secreto requiere un esfuerzo que no vale la pena. La red de apoyo del cuidador se reduce casi a cero porque si nadie sabe por lo que están pasando, nadie puede ofrecer ayuda.

Y lo más ridículo es que en la mayoría de los casos casi todo el mundo ya lo sospechaba, o peor aún, sabía que algo andaba mal.

Como hizo Reagan, hablar abiertamente sobre ello reduce los problemas y las tensiones, abre las posibilidades.

¿Cómo decírselo a los niños?

Lo primero es explicarles que el abuelo está enfermo y que su enfermedad no es por nada malo que nadie haya hecho.

Se les debe explicar que el abuelo o la abuela está confrontando problemas con la memoria y que a veces pudiera no recordar sus nombres, pero que sigue queriéndolos como siempre.

Debe hacerse hincapié en que ahora más que siempre debemos ser cariñosos con los abuelitos y dejarlos en paz cuando él o ella se sientan cansados. En la mayoría de los casos una explicación sincera y simple será suficiente.

Capítulo -21- El humor: el mejor amigo del cuidador

"El humor tiene la capacidad de devolverte la certeza de que la vida vale la pena. Y uno se salva, a veces, por el chiste, por el mágico sonido de la risa, que puede no ser tu risa; por la escondida capacidad de tomarte el pelo, de verte desde afuera y reírte de vos mismo. Creo que eso es lo que me ha salvado a mí, y que tiene su expresión perfecta en el consejo que una vez me dio un amigo brasileño, quien me dijo que no me tomara en serio nada que no me hiciera reír".

Eduardo Galeano

Los hispanos sabemos mucho sobre los poderes curativos de la risa, porque gracias a ella hemos sobrevivido todo tipo de catástrofes personales y sociales, como se refleja en la siguiente carta de Pepito a los Reyes Magos.

En los países de habla hispana no se entregan regalos durante la Navidad sino el día 6 de enero, y son los Tres Reyes Magos los que traen en sus camellos regalos para los niños que se han portado bien durante todo el año. Los pequeños escriben una carta a los Reyes en la que les cuentan como ha sido su comportamiento y les piden los regalos que quieren recibir.

La carta a los Reyes Magos representa la inocencia infantil y la esperanza de recibir los juguetes que ambicionan como premio por haberse portado bien. He aquí la carta de Pepito:

Queridos reyes Magos:

Les extrañará ver que les escriba hoy 6 de Enero, pero quiero aclarar ciertas cosas que me han ocurrido desde que lleno de ilusiones les hice mi carta en la que les pedía unos patines, una bicicleta y un traje de pelotero.

Me destrocé el cerebro todo el año estudiando tanto, que no fui sólo el primero en mi clase, sino que obtuve la mejor nota de la escuela. No hubo nadie que se portase mejor que yo; con mi hermanito, con mis amiguitos, con mis padres, hacía mandados, ayudaba a los ancianos a cruzar la calle, y no había nada que estuviera a mi alcance que yo no hiciera por la humanidad.

¡Qué cojones tienen ustedes que dejar debajo de mi cama una mierda de trompo, una puta corneta y un cabrón par de medias!... ¡trío de mal paridos! Me han cogido de pendejo todo el año y no conforme con eso, al hijo de la señora a quien mi papá le maneja el coche, a ese gran mierda, malcriado, hijo de puta, malagradecido y sin educación; que no se puede entrar a su casa de la cantidad de juguetes que tiene regados por todos lados, a ese cabrón, si le trajeron todo lo que les pidió. ¡Ah... pero eso sí!...No dejen de verme el año que viene, porque ahora van a saber lo que es un muchacho malo y cabrón. Voy a entrarle a pedradas a sus malditos camellos para que se les espanten y tengan que joderse a pié como yo, ya que la bicicleta que les pedí era para ir a la escuela, que queda en casa del carajo. Y no quisiera despedirme sin mentarles la madre a los tres; ojalá que los chingue un mono calvo con caspa en los huevos, que los acusen de terroristas y los fusilen o les den silla eléctrica, para que no sean tan hijos de puta. Sinceramente, Pepito P.D. El trompo, la corneta y el par de medias pueden pasar a recogerlos junto con un frasco grande de vaselina, para que se los metan por el c...".

Esta carta es la protesta tragicómica contra la pobreza, que llevan en el alma todos los padres y los niños que han tenido que vivir la injusticia de las diferencias sociales. Es como un antídoto contra la tristeza de la injusticia.

Distintos estudios han demostrado que reír baja la tensión arterial, reduce el estrés, fortalece los músculos abdominales y aumenta su flexibilidad, mejora el sistema inmunológico, aumenta las Células-T que nos protegen de las infecciones, aumenta el Gamma-interferón y las células B, productoras de anticuerpos. La risa aumenta también las endorfinas que combaten el dolor y producen una sensación general de bienestar.

Cuando respondemos con humor a las situaciones de la vida que consideramos injustas, como las enfermedades, la pobreza, lo que consideramos "mala suerte", el humor nos lleva a la aceptación de lo que no podemos cambiar, nos devuelve la energía, el optimismo y la armonía interior. Nos pone de nuevo en control de nuestras emociones. Y cuando expresamos el humor entre amigos y seres queridos, este transmite calor y solidaridad humana.

Las personas con buen sentido del humor son menos propensas a deprimirse cuando enfrentan situaciones adversas. El humor les ayuda a poner en perspectiva los problemas que afrontan, para saber que no es el fin del mundo, y que esto también pasará.

Chiste anónimo: El Farmacéutico

Entra una señora a una farmacia y pide Arsénico.

-Perdone la señora —le dice el farmacéutico-, pero tengo que preguntarle para qué quiere el arsénico.

-Para matar a mi marido —responde la señora.

-Lamentablemente —contesta él-, para eso no puedo vendérselo.

Sin decir nada más la mujer saca una foto de su cartera y se la enseña al hombre. En la foto está el marido de la mujer haciéndole el amor a la mujer del farmacéutico.

-Disculpe, la señora... -se corrige inmediatamente el farmacéutico- no sabía que traía una receta.

¿Qué es el humor y qué es la risa?

La risa es la respuesta fisiológica al humor. Según el Diccionario de la Lengua Española, la risa es el movimiento de la boca y otras partes del cuerpo que demuestran alegría y también es el sonido que se emite al reír, ambos se llevan a cabo al mismo tiempo.

En la última década, el estudio del humor y la risa se ha convertido en un asunto muy serio. *"Gelotology"* es una nueva disciplina que estudia el efecto de la risa en el cuerpo humano, desde el punto de vista tanto fisiológico como psicológico. La palabra es tan nueva que aún no aparece en los diccionarios españoles.

La palabra "Gelotología" fue formada del griego "gelos", que significa risa y "tology" como hemos visto anteriormente, es el estudio de algo.

Más de 200 científicos en todo el mundo, entre ellos biólogos, psicólogos, antropólogos, neurólogos, y especialistas de la conducta, realizan hoy en día investigaciones sobre la risa.

Según estudios que se han llevado a cabo, cuando uno ríe a carcajadas, la hormona *cortisol* disminuye en nuestro cerebro (anteriormente vimos que el cortisol es la hormona del estrés que en pequeñas cantidades es beneficiosa para el ser humano, pero cuando su producción se mantiene elevada por mucho tiempo, es dañina.

Robert Provine, uno de los primeros científicos norteamericanos dedicados al estudio de la risa, dio a conocer el complejo proceso por el que pasa el humor en el cerebro hasta producir la risa:

1. El lado izquierdo de la corteza cerebral analiza el chiste
2. El lóbulo frontal del cerebro se activa
3. El hemisferio derecho del cerebro finaliza el análisis de la broma
4. La información se disemina para ser procesada por los sentidos.
5. Finalmente la sección motora del cerebro se ve estimulada para evocar la risa.

Todo ello en fracciones de segundo.

Lo interesante, según el doctor Provine, es que otras emociones se quedan solamente en una parte del cerebro, lo que nos dice que la risa es un proceso más complejo de lo que siempre se ha pensado.

Provine, junto a otros especialistas, también ha insistido en que la risa es la mejor medicina, no cuesta nada y no tiene efectos secundarios.

Un ataque de risa

Si nosotros fuéramos extraterrestres estudiando la raza humana y viéramos a un grupo de personas haciendo gestos y sonidos extraños, no comprenderíamos, tal vez, que esa gente está riendo a mandíbula batiente.

Cuando uno ríe a carcajadas, dice el Dr. Provine, quince músculos faciales se contraen y se estimula el mecanismo que eleva el labio superior.

Mientras tanto, el sistema respiratorio es trastornado por la epiglotis que casi cierra la laringe, haciéndonos perder el aliento, de modo que la toma de aire se hace irregular, y usted lanza gritos sofocados.

En circunstancias de extremas carcajadas se activan los conductos lacrimales, de modo que mientras la boca se abre y cierra continuando la lucha por obtener más oxígeno, la cara se vuelve húmeda y a menudo se pone colorada, los ruidos que acompañan generalmente este extraño tipo de comportamiento va de la risita nerviosa a las carcajadas bulliciosas.

¿Por qué reímos?

Provine expone tres teorías:

1. **Teoría de la incongruencia** - reímos cuando esperamos un resultado y recibimos otro: algo que es incongruente, o sea, cuando la lógica no funciona.

2. **Teoría de la superioridad** - cuando nos reímos de la desgracia, error, mala suerte o la estupidez de otra persona. Como reírse de un amigo que se cae.

3. **Teoría del alivio** - cuando algo tiene una tensión muy alta y de pronto la tensión cesa, sentimos alivio.

Provine asegura que la risa juega un papel social importante, porque ayuda a unir a las personas, alivia el estrés y permite al cuerpo relajarse para poder ocuparse mejor de las enfermedades.

El científico dice que la risa aumenta las plaquetas de la sangre y el oxígeno en nuestro cuerpo.

La Sociedad de Cáncer Americana (American Cancer Society) sugiere a los hospitales que tengan "cuartos de la risa" y esa es la razón por la cual casi todos los hospitales infantiles llevan payasos a visitar a los pequeños.

Chiste Anónimo:
¿Cuánto es 8 x 5?

En un asilo de ancianos un grupo de investigadores está haciendo preguntas a los residentes para ver como andan sus facultades mentales.

Alejo: ¿Cuánto es 8 por 5? -le pregunta un investigador a uno de los residentes.

-8 x 5 es igual a abril, doctor —contesta Alejo.-Sonia: ¿cuanto es 8 por 5? —pregunta de nuevo el investigador.

-8 x 5 es diciembre, doctor -contesta Sonia.

-Roberto: ¿Cuánto es 8 x 5? —pregunta el investigador a otro residente.

-8 por 5 es cuarenta, doctor —responde Roberto.

El investigador, feliz de ver por fin un resultado positivo de los tratamientos, le pregunta: ¿Pero como hizo para saber que 8 por 5 es 40?

-Es fácil —dijo Roberto-. A diciembre le resté abril y me dio 40.

Los templos y clubes de la risa

Se dice que desde hace más de 4,000 años, en la China antigua existían unos templos donde las personas se reunían para reír, con la finalidad de equilibrar su salud.

En estados Unidos, hace mas de 25 años, el Dr. Norman Cousins en su libro *Anatomía de una Enfermedad,* describió cómo la risa, comedias, películas cómicas y todo lo que le hizo reír, le ayudaron a recuperarse de una enfermedad mortal. Cousins afirmaba que el amor, la esperanza, la fe, la risa, la confianza, y la voluntad de vivir tienen valores terapéuticos.

Y antes que Cousins, otros muchos hombres geniales hablaron de los valores terapéuticos de la risa y el humor: el famoso psiquiatra, Edmund Freud, conocido como el padre de la psicología moderna, describió el humor como "el más elevado de nuestros mecanismos de defensa. Y solía decir que la risa es un regalo raro y precioso, que nos permite desdramatizar las dificultades cotidianas.

Los clubes de la risa

En la India existen más de 400 clubes que se reúnen solamente para reír y cuentan con miles de miembros que quieren aprovechar los valores terapéuticos de la risa. Todo el movimiento mundial pro risa surgió cuando el doctor indio, Madan Kataria, comenzó a reunirse con algunos amigos, para contarse chistes.

Todos se sintieron tan alegres y beneficiados que pronto la idea se extendió. Al principio, los miembros comenzaban contándose chistes, pero pronto pensaron que estaban perdiendo el tiempo y comenzaron a reír sin que se contara ningún chiste.

Meditación de la risa

Es una nueva forma de meditar, donde la risa es la técnica que se utiliza para llevar al cuerpo a la total relajación. Esta meditación lleva un proceso de tres etapas: estiramiento físico; después, la risa; y luego, el silencio meditativo. En la primera etapa, la persona pone toda la energía en estirar cada músculo de su cuerpo, sin reír. En la segunda etapa, la persona empieza con una sonrisa gradual. Después comienza lentamente a sonreír y poco a poco comienza a reír a carcajadas. En la tercera etapa, la persona para de reír de pronto, cierra sus ojos y se concentra en el silencio meditativo.

Como desarrollar el sentido del humor

Hay personas que confiesan no tener sentido del humor. Sin embargo hay que aclarar que no es lo mismo ser cómico, que tener sentido del humor. La persona cómica es la que hace reír a los demás. Tener sentido del humor es poder apreciar lo cómico. Muchos especialistas recomiendan ponerse en contacto con todo tipo de materiales de humor, y reunirse con personas que le hagan reír. Entre los materiales que pueden ayudarnos a reír están los libros cómicos, las grabaciones cómicas y las comedias, reuniones entre amigos para contarse chistes mutuamente, entre otros muchos.

Cuando no tiene gracia usar el humor

Una Buena medida para saber cuando el humor NO está cumpliendo su función terapéutica es cuando este hace sentir mal a alguien.

El mejor humor es el que se hace con suavidad y nos permite no tomarnos demasiado en serio. El humor terapéutico no es agresivo ni utiliza el cinismo ni el sarcasmo.

"Cínico es el hombre que, en cuando huele flores, busca un ataúd alrededor" dijo el escritor estadounidense, Henry-Louis Mencken. Mientras el novelista irlandés, Oscar Wilde, dijo que *"Cínico es un hombre que sabe el precio de todo y el valor de nada"*.

Sarcasmo, por otra parte, según el diccionario de la Real Academia de la Lengua Española, *"es una burla malintencionada y descaradamente disfrazada... con que se ofende o maltrata a alguien"*.

Utilizamos humor en situaciones de crisis para ver el problema desde una nueva perspectiva y para aliviar la carga emocional. ¿Cual es la diferencia entre humor saludable y humor negativo?

- El humor dirigido a uno mismo, sin ser humillante, es divertido y aceptado por todos.
- El humor dirigido a situaciones (no a personas) es también aceptado por la mayoría.

Nunca haga chistes o utilice humor a costillas de otros, mucho menos cuando estos están en cualquier tipo de desventaja.

Nunca degrade, insulte o rebaje a otros con su humor.

No todo el mundo tiene el mismo sentido del humor. A veces, algo que una persona siente como muy cómico, otra se queda como de palo. Por ello un buen ejercicio para el cuidador sería hacer un estudio del tipo de humor que funciona para sí mismo, y el tipo de humor que prefieren sus amigos.

Se puede probar con películas, comedias, libros, etc. y observar si les resultó cómico. Partiendo de esa base, el cuidador puede formar un grupo de personas afines, que disfruten del mismo tipo de humor.

Sería buena idea declarar un día a la semana como *El Día de la Risa* e invitar a un grupo de amigos a que les visiten y traigan sus mejores chistes, películas, libros, etc. El objetivo sería reír, reír y reír, y reír a toda costa, aunque no hayan motivos. Los antropólogos dicen que la risa ocurre cuando la gente se siente cómoda los unos con los otros, cuando se sienten abiertos y libres. Y mientras más risa haya, más cercanos se sienten las personas en el grupo.

Cuando el humor es acertado, construimos confianza y cooperación, descubrimos que no estamos solos, aprendemos validar nuestros errores. Sin embargo, cuando perdemos nuestro sentido del humor, nos volvemos críticos y estamos siempre ofendidos o a la defensiva. El desafío es saber como utilizar el humor.

Para asegurarnos de que nuestro humor es bienvenido por otros, necesitamos también aprender a reír del humor de los demás.

Capítulo -22- Declaración de deberes y derechos del cuidador

Yo, (nombre del cuidador), declaro que entiendo, me adhiero y llevaré hasta sus últimas consecuencias los siguientes derechos y deberes como cuidador:

1. Declaro: que cuidaré de mi misma con tanto afán como cuido de mí ser querido.

2. Declaro: que reconozco mis límites como ser humano y que pediré ayuda a la familia, y a otros fuera de la familia, cuando así lo crea necesario.

3. Declaro: que continuaré aprendiendo todos los días cómo lidiar mejor con la enfermedad, para ofrecer mejor cuidado a mi ser querido y a mí misma.

4. Declaro: que dedicaré un tiempo todos los días a mi propio silencio y a cuidar de mis propios asuntos.

5. Declaro: que mi desarrollo espiritual es esencial para poder dar comprensión, paz, alegría y dignidad a mi ser querido. Y que trabajaré en mi desarrollo espiritual a través de libros, conferencias, grupos de apoyo y cuanto evento se organice para esos fines.

6. Declaro: que tengo el derecho a sentirme a veces frustrada, enojada, deprimida. Que tengo derecho a decirlo. Y que tengo el mismo derecho a levantarme de mis cenizas y volver a buscar

la risa, el bienestar, la sabiduría cuando me sienta lista para hacerlo.

7. Declaro: que acepto y exijo el amor, la consideración, el respeto, el apoyo, y el perdón a mis errores, de los seres que me aman a mí y a nuestro ser querido.

8. Declaro: que reconozco la enormidad de la tarea a la que me enfrento, y me felicito por la manera en que lo estoy haciendo.

9. Declaro: que he tomado la tarea de cuidador, no por obligación, sino por amor a mi ser querido. Y que tengo el derecho, en cualquier momento que yo haya llegado a mi límite, de dejar su cuidado en manos expertas. Declaro que continuaré amándole y asegurándome de que sea bien atendido dondequiera que esté.

10. Declaro: que buscaré el sentido del humor en todos los momentos buenos y malos a los que nos enfrentemos: que haré reír, y me reiré CON mi ser querido tantas veces al día como sea posible.

TERCERA APARTE

Cómo Mejorar la Memoria

En la primera parte de este libro vimos lo que es, y cómo funciona la memoria. Ahora vamos ver cómo podemos mejorarla.

Todos los estudios científicos que han llegado a mis manos sugieren que la memoria puede mejorarse, y ello incluye a personas jóvenes, mayores, e incluso a los pacientes de Alzheimer, sobre todo los que se encuentran en las etapas primeras de la enfermedad. De ahí la tremenda importancia de diagnosticar la enfermedad tempranamente. Un diagnostico temprano puede significar que la persona mantenga sus capacidades por mucho más tiempo.

Científicos de la University College London, The Open University, y el Medical Research Council Cognition & Brain Sciences Unit, en Cambridge, dijeron que con entrenamiento, es mucho lo que se puede hacer para mejorar la memoria de los enfermos de Alzheimer.

Para probarlo realizaron un estudio con un grupo de 12 pacientes de Alzheimer que estaban en las primeras etapas de la enfermedad. Los que participaron en el entrenamiento de la memoria mostraron mejoras significativas, aunque no todos experimentaron el mismo tipo de mejora. "Estos métodos (de entrenar la memoria) pudieran ser aplicados por cualquier persona, amigos, voluntarios y familiares -dijo la directora del estudio, doctora Linda Clare.

Los científicos explicaron que el entrenamiento puede haber funcionado gracias a que poco a poco se restablecieron las conexiones de los distintos tipos de memoria.

Pero para poder entrenar la memoria tenemos que comprender como recordamos, y por qué hay hechos o situaciones que recordamos aunque no hayamos tenido intención de guardarlo en nuestros cerebros; mientras existen hechos que queremos, infructuosamente, recordar.

Capítulo -23- ¿Dónde se guardan los recuerdos?

Antes se pensaba que la memoria era una especie de archivo, un lugar específico, como una caja de recuerdos, que estaba situada en un lugar determinado del cerebro.

En las últimas décadas, sin embargo, los estudiosos han llegado a la conclusión de que NO existe tal "caja de recuerdos", sino que éstos están diseminados a través de todo el cerebro. Este concepto se comprobó en los años 80, cuando se desarrollaron las pruebas de PET-scans (Positron Emisión Tomography, en inglés) y Tomografía por Emisión de Positrones, en español. Estos escáneres producen imágenes que muestran cómo funcionan distintas partes del cuerpo. Con estas pruebas, por primera vez los científicos pudieron ver en vivo la imagen del cerebro mientras la persona llevaba a cabo distintas tareas, entre ellas, recordar.

Ya vimos en la primera parte de este libro, que distintos tipos de información son procesadas en el cerebro por partes especializadas. Por ejemplo, el aullido de un perro, un grito y otros sonidos son guardados en el lóbulo temporal. Sin embargo, ese recuerdo específico de un perro aullando, pudiera tener también una imagen, suponiendo que la persona no solo haya oído el aullido del animal, sino que también lo viera. Esta imagen del perro estará guardada en el lóbulo occipital.

Para recordar, todas esas partes del cerebro tienen que trabajar coordinadamente. Y todo es muy complejo porque unas memorias nos traen otras memorias y así, frecuentemente, experimentamos esas cadenas de recuerdos que a veces nos asombran.

Si continuáramos añadiendo detalles al cuadro de la persona que recuerda un perro aullando, veríamos otras partes del cerebro involucradas en ese recuerdo.

Ello explicaría por qué a veces un olor particular, una música, una imagen, nos trae al recuerdo momentos vividos. Si estuviéramos viendo en un PET Scan el cerebro de esa persona, veríamos una constelación de señales eléctricas.

¿Cómo recordamos?

Ya vimos que el proceso de la memoria tiene tres partes:
1-Adquisición del recuerdo
2-Consolidación del recuerdo y
3-La facultad de *recordar* el hecho.

Cuando cualquiera de esas tres partes del proceso falla, falla la memoria. Y la memoria puede fallar, como vimos antes, por muchísimas razones: por enfermedades físicas, neurológicas o psíquicas. Cuando una persona está deprimida puede tener mayores problemas de memoria. También algunas medicinas pueden provocar problemas de memoria, el estrés, la falta de sueño, el no querer esforzarse en pensar, incluso la alimentación puede influir en nuestra capacidad de recordar.

Para recordar algo, primero uno tiene que haberlo experimentado o aprendido.

En un libro titulado "El Conocimiento y la Memoria: La Historia Real", los científicos de la Universidad de Yale, Roger C. Schank y Robert P. Abelson, explican que virtualmente todo el conocimiento humano está constituido por historias: nuestras propias historias y las historias de los que nos rodean.

También dicen que cada nueva experiencia es interpretada de acuerdo a nuestras viejas historias y que el contenido de nuestras memorias son las historias vividas.

Esto parece redundante y simple, pero en su magnificente simplicidad, nos explica algo que todos sabemos, pero que nadie anteriormente, que yo sepa, había logrado denominar. Sabemos que a través de toda la historia de la humanidad, los seres humanos se han estado contando historias, desde las historias de sus grandes luchas, hasta la simple historia de cómo Pepito se cayó de su bicicleta.

"La razón de que los seres humanos constantemente relatan sus historias –dicen los científicos mencionados-, es que eso es todo lo que tienen que relatar. O puesto de otra manera: "todo nuestro conocimiento está contenido en historias".

Este concepto a mi me parece fascinante y quise ponerlo a prueba. Durante una reunión con un grupo de amigos, les dije que les iba a decir una palabra y les pedí que me relataran historias personales de acuerdo a la palabra. Les dije: "lápiz", e inmediatamente todo el mundo se puso a hacer historias relacionadas con un lápiz. Así lo hicimos con una variedad de palabras. No hubo una sola persona que no tuviera una historia relacionada a la palabra mencionada.

Por ejemplo, yo puedo decirle a usted la palabra "tijera" y seguramente usted recordará varias experiencias relacionadas con una tijera.

Al parecer todos esos recuerdos que se nos ocurren están relacionados con otros recuerdos. Una neurona se comunica con la otra, trayéndonos los recuerdos. La mayoría de las cosas que vemos o vivimos pasan fugazmente por la memoria a corto plazo y pronto se desvanecen. Lo que queda en nuestro recuerdo es lo que, por alguna razón, nos ha impresionado, pasando a la memoria remota.

La consolidación de la memoria
¿Por qué unos recuerdos quedan y otros desaparecen?

Cuando usted adquiere un nuevo conocimiento, ve, oye, huele o vive algo que se queda en su memoria, quiere decir que ese *algo* específico le llamó a usted la atención de forma especial, bien sea porque usted ya tenía otros recuerdos relacionados, o porque de alguna manera ese conocimiento le impresionó de forma emocional.

Por ejemplo, usted escucha muchísimas noticias al día, pero son pocas las que van a parar a su memoria de largo alcance o remota. Sin embargo, si usted vio a alguien conocido en las noticias de las seis, es casi seguro que no lo olvide y pueda relatarlo a otras personas.

La capacidad de recordar
¿Cómo hacer para grabar un recuerdo?

Recordar es vivir, dice la canción, pero en términos científicos, recordar es la capacidad de traer algo de la memoria. Para recordar algo el cerebro tiene que activar una serie de neuronas que forman un patrón, o mapa mental. Ese mapa mental puede estar formado por otras memorias, olores, sabores, imágenes, historias contadas por alguien, o vividas, que han impresionado nuestros sentidos.

Si yo pregunto ¿cuál es la capital de Uruguay? Seguramente un uruguayo, o un profesor, va a responder en segundos. Pero una persona de África, que no está familiarizada con los países latinoamericanos, quizás tenga que pensar en un mapa del mundo, reducirlo a un mapa de América Latina y, si alguna vez lo aprendió, llegar a la respuesta correcta.

Hay otros factores que tienen que ver con la "buena" o "mala" memoria y nuestra capacidad de recordar.

Cambiar la actitud ayuda a la memoria

Muchas personas piensan que tanto la "buena memoria" como la "mala memoria" es algo que nace con uno, y que nada puede hacerse para cambiar el "destino".

Sin embargo, algunos estudios han demostrado que la "actitud" de la persona tiene mucho que ver con la buena o la mala memoria.

Esos científicos dicen que quienes piensan que tienen mala memoria (y no hacen nada para mejorarla) terminan teniendo mala memoria.

La psicóloga Jennifer Mangels, de la Universidad Columbia, en Nueva York, en un estudio titulado *"Por qué sus creencias sobre la inteligencia pueden influenciar su éxito en el aprendizaje"* dice que *"La creencia en su capacidad y las metas de los estudiantes pueden grandemente influenciar su éxito en el aprendizaje. Los que creen que la inteligencia es una entidad fija tienden a poner su atención en su actuación, lo que no les permite ver los errores y les pone en riesgo de perder oportunidades de aprender. En contraste, los estudiantes que creen que la inteligencia es maleable tienden a acentuar las metas de aprender y se reponen mejor de las fallos ocasionales."*

La profesora dice que tales pensadores flexibles tienen mejores memorias porque se preocupan menos de los olvidos y más en el aprender.

"Realmente, mucha de la capacidad de recordar -dice ella-, viene de la habilidad de aprender las técnicas que le ayudan a concentrarse y a ordenar la información."

En otras palabras, aquellos que consideran la inteligencia como una cuestión genética, o un regalo del cielo, quizás tengan peor memoria que los que piensan que la buena memoria se adquiere a través del trabajo y la dedicación.

Tales revelaciones son el producto de estudios realizados con estudiantes, pero la doctora asegura que la actitud correcta puede ayudar a cualquier edad.

Poner a funcionar la mente, ya sea leyendo, sacando crucigramas o resolviendo problemas puede ayudar a la memoria.

El ejercicio físico también ayuda a la memoria

Estudios realizados por la Clínica Mayo, aseguran que el ejercicio físico es una de las mejores medidas que se pueden tomar para mejorar la memoria.

Según los investigadores, el ejercicio aumenta el flujo sanguíneo al cerebro y retarda (y a veces previene) la pérdida de células cerebrales que típicamente comienza alrededor de los 40 años.

Los científicos no aclaran cuánto ejercicio debe realizarse para obtener los beneficios, pero sugieren que se lleven a cabo regularmente, al menos tres veces por semana.

Estudios anteriores han demostrado que el ejercicio es beneficioso para la salud del corazón si se realiza al menos 30 minutos. Estos dicen que lo que es bueno para el corazón también lo es para el cerebro y otras partes del cuerpo.

Los estudiosos aclaran que no hay que matarse haciendo ejercicios, pero sí hay que ser consistentes. Si usted no es de los que disfrutan de ir a un gimnasio, búsquese dos o tres amigos y caminen diariamente aunque sea 30 minutos. También la natación, la bicicleta, el levantamiento de pesas y los aeróbicos cuentan entre los ejercicios beneficiosos.

Los expertos recomiendan que se ejercite a un paso que le permita a usted hablar mientras lo hace, así se asegura que no se extralimitará.

Si usted nunca ha hecho ejercicios, por favor, pregunte a su doctor, él le podrá recomendar el mejor tipo de ejercicios.

La buena nutrición es importante para la memoria

Las frutas y los vegetales se han llevado la medalla en la carrera por la búsqueda de alimentos que ayuden a mejorar el funcionamiento del cerebro y la memoria.

"Las frutas y los vegetales son literalmente un gran crisol de millares de compuestos que ofrecen protección contra una variedad de enfermedades, incluyendo la enfermedad de Alzheimer" dijo el profesor de neurología de la universidad de Kentucky, David Snowdon.

En un libro titulado "Aging with Grace", (en español *678 Monjas y un Científico*) el neurólogo relata un estudio llevado a cabo por él y otros colegas, durante más de 15 años, con unas monjitas de la Escuela de las Hermanas de Notre Dame, en Mankato, Minnesota.

Las monjas que participaron en el estudio tenían entre 75 y 104 años de edad y no sólo estuvieron de acuerdo en participar en el estudio, sino también donaron sus cerebros para que se estudiaran después de su muerte. Uno de los descubrimientos del estudio fue el bajo índice de Alzheimer entre las ancianas, que llevan una vida tranquila, sin estrés, y comían una dieta rica en verduras.

Los arándanos. Estudios recientes muestran que los arándanos (blueberries en ingles) ofrecen más beneficios a la salud que cualquier otra fruta. Una porción de arándanos azules provee 4 gramos de fibra, 85 miligramos de potasio, 18 gramos de carbohidratos, cerca del 30% del requerimiento diario de vitamina C, y 80 calorías. También contienen vitamina A, beta- caroteno y folato (ácido fólico).

Los arándanos han llegado a ser el antioxidante por excelencia, por lo que ayudan a prevenir el cáncer y los problemas del corazón. También combaten la inflamación. Según neurólogos del Centro de Investigación de la Nutrición Humana de Jean Mayer, USDA, *"La inflamación y la oxidación son los gemelos malvados del envejecimiento. Donde va uno, va el otro."*

El Brócoli y la coliflor no sólo ayudan a nuestros cuerpos a mantener el cáncer y los problemas del corazón a raya; estudios recientes han demostrado que las personas que ingieren estos y otros vegetales de los llamados crucíferos han obtenido mejores calificaciones en exámenes de la memoria.

El brócoli es rico en vitaminas y fibras y tiene pocas calorías.

La espinaca y otros vegetales de hojas verdes están entre los alimentos que tienen más alto contenido de folato. El ácido fólico es una vitamina del complejo B que puede ayudar a prevenir defectos de nacimiento en el cerebro y la médula espinal. Muchos estudios sugieren que el ácido fólico ayuda a prevenir las embolias y reducen el riesgo del Alzheimer.

La *grasa buena* es necesaria. Igual que la grasa animal es perjudicial para la salud, la mayoría de los científicos están de acuerdo en que la grasa "buena" es necesaria para el funcionamiento del cerebro. Los mejores proveedores de buena grasa son las semillas, el aceite de oliva y de canola, el salmón, la macarela y el atún (tuna fish).

Jugos de vegetales frescos y frutas frescas

En la conferencia Internacional de la Asociación de Alzheimer norteamericana sobre la prevención de la demencia, celebrada en julio del 2007, un foro donde se reúnen mas de mil de los más importantes expertos en el campo de la investigación del Alzheimer, los científicos informaron que las personas mayores que toman al menos tres vasos de jugos a la semana tienen un 75% menos riesgo de desarrollar la enfermedad de Alzheimer, que aquellos que lo toman menos de una vez por semana.

El alcohol y el Alzheimer

Igual que el consumo exagerado de alcohol puede destruir totalmente la salud (incluido el cerebro), asimismo el consumo moderado de bebidas alcohólicas beneficia al cerebro ya que incrementa el flujo de sangre y el oxígeno que el cerebro necesita para funcionar.

¿Cuánto alcohol debe de tomarse? Algunos estudios sugieren que las mujeres que toman un trago al día, y los hombres dos, han obtenido mejores calificaciones en los exámenes de memoria y conocimiento.

¿Menos trabajo con una pastilla?

Algunos piensan ¿para qué pasar tanto trabajo con la dieta cuando se pueden tomar una pastillita con el suplemento dietético? La respuesta es: sí, pero no. Algunos científicos alertan que en altas dosis los antioxidantes como la vitamina C y E pueden convertirse en pro-oxidantes y provocar más daños que beneficios. Así que es mejor conversar con el médico para que él nos sugiera la cantidad que debemos tomar.

Pregúntele también a su doctor si usted debiera tomar suplementos de vitamina B-12, ácido fólico y omega-3. Algunos estudios sugieren que estos son beneficiosos para su salud, incluyendo su cerebro.

Capítulo -24- Actividades para reactivar el cerebro

Planear actividades diarias ayuda al cuidador a manejar los síntomas del Alzheimer de su ser querido. Las actividades deben realizarse teniendo en cuenta las características y circunstancias especiales del enfermo. Aquí ofrecemos una serie de ideas para mantener al paciente entretenido y activo física y mentalmente. Escoja las actividades que entusiasmen y le gusten al enfermo.

Un paciente aburrido o molesto es una persona que puede estar al borde de sentirse agitada, encolerizada, frustrada o deprimida. Las reacciones de ellos ante estos sentimientos es tratar de irse del lugar, escapar o pelear: actitudes que deben ser evitadas a toda costa.

¿Qué tipo de actividades?

Todas las actividades que realizamos a diario son ejercicios físicos o mentales.

Cuando uno se levanta de la cama, se viste, se cepilla los dientes y prepara el desayuno, está realizando ejercicios físicos, pero también mentales. Cada actividad conlleva una serie de pasos que nos obliga a pensar. Con cada actividad, nos movemos, ejercitamos los músculos, los huesos y el cerebro. Esos ejercicios nos ayudan a mantenernos activos y en buena salud. Mientras menos ejercitemos nuestro cuerpo y nuestra mente menos actividades seremos capaces de llevar a cabo, porque nuestros músculos, huesos y mente se embotan y se vuelven menos flexible.

La mayoría de los enfermos de Alzheimer, por lo menos en las etapas iniciales y medianas de la enfermedad, se sienten saludables físicamente y con energía para hacer cosas.

Cuando el cuidador planea una serie de actividades para llenar el día, confronta menos problemas de actitud y de comportamiento de parte del paciente.

Reglas

Cualquier actividad que se realice debe SIEMPRE ser:

-Segura: que no presente ningún tipo de peligro.

-Divertida para ambos: el cuidador y el enfermo.

-Tener sentido de enseñanza o diversión.

-Debe ser voluntaria. No se puede obligar al ser querido a hacer algo que no desea.

-Paciente: los enfermos de Alzheimer se tornan muy lentos al pensar, dependiendo de lo avanzado que esté su enfermedad. Por ello los familiares deben tener paciencia y no apurarle para recibir una respuesta o terminar una acción.

-Terminar en éxito: debe permitirse que el enfermo siempre gane, que se apunte un tanto a su favor y se sienta orgulloso de su logro.

El cuidador NUNCA puede:

-Criticar, desmentir o demeritar al enfermo

-Ponerle en peligro

-Hacerle sentir incapaz.

¿Qué actividades se pueden realizar?

Las actividades y los ejercicios pueden ir desde llamar por teléfono a amigos y familiares, hasta salir a dar un paseo.

Un grupo de amigos o familiares reunidos en la sala de una casa puede ser una actividad placentera para el enfermo si se le incluye en la conversación y se le anima a mantenerse envuelto en lo que se esta haciendo.

Los quehaceres diarios del hogar pueden servir como entretenimiento siempre que el paciente lo acepte y lo disfrute.

Las actividades rutinarias donde haya que realizar siempre los mismos movimientos son adecuadas para ellos porque la práctica los ayuda a realizarlas bien. Por ejemplo, doblar la ropa lavada, barrer, pasar la aspiradora, fregar, desempolvar, etc.

Para involucrar al enfermo con éxito en las labores diarias, el cuidador debe tener mucha paciencia (esto tenemos que repetirlo innumerables veces porque no se debe olvidar.) Hay que darle tiempo al paciente para que realice la tarea a su propio paso. Si usted ve que su ser querido está barriendo mal la casa, permítale terminar y felicítelo por la tarea realizada, aunque no la haya hecho bien. Si usted le quita la escoba y termina de barrer, estará frustrando el interés del enfermo, porque entonces pensará que no puede hacerlo y desistirá de ayudarle en el futuro.

Dar instrucciones sencillas

Siempre debe darle las instrucciones de manera simple, sencilla y por paso. No se le puede decir a un paciente con demencia: "barre la sala y después ven para que me ayudes a fregar". Usted le dice primero: "Vamos a barrer la sala, aquí esta la escoba y el recogedor". Si usted se da cuenta que él no sabe cómo empezar, entonces usted puede mostrarle como se hace.

Los objetivos de los ejercicios es mantenerle ocupado y hacerle sentir que puede valerse por si mismo. En otras palabras, hacerle sentir orgulloso de lo que puede hacer. Los pacientes con Alzheimer son muy susceptibles a la crítica y el cuidador debe refrenarse de hacerlo.

Ofrecer recompensas y elogios

Es importante ofrecer pequeñas recompensas, premios, elogios y felicitaciones cuando el paciente haga las cosas bien hechas (y cuando no las haga bien, también). Esos premios pueden ser una comida que le guste especialmente, quizás dejarle comer helado y llevarle a pasear, o darle un regalito.

En algunas etapas avanzadas de la enfermedad el paciente no podrá, tal vez, hacer ninguna actividad, o muy pocas. Si se quiere que participe se le pueden dar tareas muy fáciles, como pedirle que levante la mano, o que mueva un dedo, y ayudarlo a hacerlo si no puede, entonces felicitarle y aplaudir como si hubiera hecho algo fantástico.

Ejercite los cinco sentidos

A continuación voy a dar una serie de sugerencias de actividades que pueden llegar a ser divertidas tanto para el paciente como para el cuidador. Recuerde: el tomarlo todo con humor es importante, también es importante reír y hacer reír al enfermo.

Los sentidos

Todo tipo de actividades que les ayude a ejercitar sus sentidos, ayudará a los enfermos que a diario van perdiendo poco a poco sus destrezas. A continuación vamos a sugerir actividades que ejercitan el olfato, el oído, el tacto, la vista y el gusto.

El tacto: Tomando un objeto, se puede pedir a la paciente que cierre los ojos y nos diga si el objeto que le damos es duro, blando, esponjoso, suave o áspero, frío o caliente, ligero o pesado, redondo o cuadrado, liquido o sólido.

Otra versión: con los ojos cerrados el paciente debe palpar un objeto y tratar de adivinar qué es. Se le pueden dar objetos como una lima de unas, una caja, un plato, una cuchara, un tenedor, una piedra.

Después es el turno del cuidador y este debe adivinar qué es el objeto que el paciente le ha dado.

El Olfato: se le presenta un limón y el paciente con los ojos cerrados debe de tratar de adivinar que cosa es, por el olor y el tacto. Si hay otras personas presentes, estas pueden darle pistas como: "es verde", "es agrio", "tiene jugo", "se hace limonada con él".

Si hay un grupo de amigos, se les puede preguntar quien tiene una historia de su vida relacionada con el limón: por ejemplo mi hermana recordó una clase de química, cuando ella era pequeña, donde el profesor estaba hablando de los sentidos y como funciona la mente y los estudiantes aprendieron que con la sola evocación del limón las glándulas de su boca salivaban.

Ella se sintió muy bien porque fue un gran recuerdo.

También se puede traer una colonia de bebé y pedirle a la paciente que cierre los ojos y que trate de adivinar qué perfume es. Casi todos los hispanos tendrán recuerdos de la colonia de bebé.

Entonces se les pide que cuenten una historia relacionada con la colonia de bebé.

El gusto: El cuidador puede traer un poquito de azúcar, sal, agua, jugo de naranja, y con una cuchara dárselo a probar con los ojos cerrados. El ser querido debe tratar de adivinar qué es.

Entonces hablar de alguna historia relacionada con ese producto en particular. Si el paciente no recuerda ninguna, el cuidador puede relatarle una de su cosecha.

La vista: Nuestra vista es el sentido que nos permite apreciar y relacionarnos con el mundo en el que vivimos. Vamos a realizar una serie de ejercicios que son divertidos y nos ayudan a mantener la salud de los ojos:

1- **Pestañear:** Pídale al paciente que le imite y usted pestañee rápidamente. Este ejercicio limpia y lubrica los ojos.

2- **Visión periférica:** se le dice que mire un objeto que se pone delante de él o ella, entonces sin virar la cabeza se le pregunta que ve a su derecha, que ve a su izquierda, arriba, abajo. La idea es que muevan los ojos a cada lado.

3- Sin mover la cabeza, la persona debe mirar tantos objetos que están alrededor como sea posible y nombrarlos. El cuidador puede comenzar haciéndolo él mismo para mostrarle como hacerlo, y sus ojos y vista se beneficiarán también de todos estos ejercicios.

El Oído: Los objetivos del ejercicio del oído es sobre todo para que el paciente tome conciencia de lo que está pasando a su alrededor.

Se le puede pedir que cierre los ojos y trate de describir todo lo que oye. El cuidador puede comenzar haciéndolo él mismo y se sorprenderá de lo interesante que resulta el mundo que está ocurriendo alrededor y al que uno nunca le presta atención.

Mezclando los sentidos

En los siguientes ejercicios se mezclan los distintos sentidos. Esto ayuda a mantener conciencia de sus cuerpos y sus facultades mentales. Por ejemplo, en **Gestos y Acciones** se le pide a la persona que nos diga qué se puede hacer con las diversas partes del cuerpo:

¿Qué se puede hacer con…?

Los ojos: ver TV, parpadear, escudriñar, guiñar, avisar algo a alguien, hacer una advertencia, ver a un amigo, ver a su familiar, a sus compañeros, leer.

Nariz: oler, respirar, estornudar… ¿puedes moverla?

Orejas: oír, escuchar, pendenciar…

Boca: comer, besar, hablar, respirar, gritar, sacar la lengua…

La cara: hacer muecas… verse bonita, tener allí los ojos, la nariz… (pueden decir cosas descabelladas, que les den risa)

Los dientes: comer, cepillárselos, ir al dentista…

Las manos: tocar, cocinar, limpiar, acariciar…

Los pies: caminar, correr, bailar, brincar…

La conciencia del entorno

Para mejorar la conciencia de la persona en cuanto a su cuerpo y su entorno, se pueden tratar los siguientes ejercicios:

Digo y hago

El cuidador da una orden para que el ser querido la ejecute. O el ser querido da una orden para que el cuidador la ejecute. Ejemplo:

-Fulano, respira

-Mengano, tócate la nariz

-Pepe, mira a María

-José tócate la oreja derecha

-Alicia hazle un guiño a Marina

-Se puede pedir al paciente que nombre las partes del cuerpo de arriba abajo. Otro paciente que lo haga de abajo a arriba.

Adivina quien hace así…

Ejercicios para mejorar la memoria y la conciencia del entorno.

Dependiendo de la etapa de la enfermedad, se puede hacer un juego que a los niños pequeños les encanta, que es repetir los sonidos característicos de ciertos animales. Si hay varios amigos reunidos se les puede pedir: ¿quién quiere hacer como una gallina, o un gallo, o una vaca?. O el cuidador puede hacer el sonido y pedir ¿quién adivina lo que es?

También se puede pedir al paciente que haga el sonido característico de diversos artículos, como una sirena, una alarma, teléfono, tren, pájaro, risas, aplausos, llanto, bebe, gallo, campana, reloj.

RECUERDE:

Aunque se lleven a cabo juegos infantiles, nunca se les debe hablar ni tratar como niños. Ellos son personas mayores que merecen todo nuestro respeto y consideración.

Bingo de lectura

El cuidador lee algún pequeño pasaje de un libro o revista y se le pide al paciente que grite ¡Bingo! cuando escuche determinada palabra. Claro que el párrafo debe ser corto y la palabra que tienen que descubrir debe ser dicha con especial entonación. Yo he practicado este ejercicio y solamente el hecho de gritar "¡Bingo!" Les hace sentir tanto entusiasmo como si estuvieran ganando la loto.

Adivina que es

Este es un juego que se puede improvisar con el paciente, o con varios pacientes. El cuidador puede llegar a ser muy creativo. El juego consiste en mostrarle un objeto cualquiera, por ejemplo, un lápiz y preguntarle ¿qué es esto?

Si el paciente contesta "un lápiz". Se le pregunta, para que sirve. Ellos deben contestar: "para escribir". ¿Qué se escribe con un lápiz?... y así sucesivamente.

Imitando

Otro juego que resulta divertido es pedirle a la persona que imite algún gesto que hagamos, por ejemplo, sonreír, sacar la lengua, hacer gestos tontos... por ejemplo ¿cómo camina un cojo? ¿Cómo hace una gallina? ¿Cómo llora un bebé? ¿Cómo hace una persona que esta asustada?

Colorear

Los libros infantiles para colorear han hecho las delicias de mi hermana que descubrió cuanto le gustaba hacerlo.

Si el paciente puede utilizar con seguridad una tijera, las figuras coloreadas se pueden recortar y pegar en cartones para construir una casa de muñecas.

Después que se tenga hecha la casa de muñecas con sus personajes, o una gasolinera, o un jardín, es divertido hacer historias con ellos, ponerle nombres a los muñecos y darles un trabajo, una familia, Etc. Esta historia inventada por el paciente con la ayuda del cuidador puede escribirse y hacer una especie de libro donde en la portada se ponga como autor el nombre del paciente, o de los que participaron en su creación.

Rompecabezas de palabras

Otro ejercicio interesante es el rompecabezas de palabras. Por ejemplo, se puede escribir una oración en un papel y recortar las distintas palabras y revolverlas.

El paciente debe ponerlas en un orden lógico. Por ejemplo: "Sonia/ bailó /el /domingo/ con /su/ primo /José". Esos cartones pueden utilizarse una y otra vez.

Rompecabezas de oraciones

Otro ejercicio que a muchas personas les gusta es darle al paciente una hoja con varias oraciones en ella, donde falte una palabra en cada oración. Aparte, se le da una serie de palabras que se pueden escribir y pegar a un cartón. El paciente debe seleccionar las palabras que mejor encajan en las oraciones que se le dieron.

La firma

Otro juego entretenido entre un grupo de amigos o de pacientes, es adivinar de quien es la firma. El cuidador pide a todos que firmen en una hoja, entonces recorta las firmas y los demás deben adivinar de quien es. Este ejercicio les hará practicar su firma, que al pasar el tiempo se olvida.

Otra variedad del juego

Se describe una cosa u objeto, o acción, y el paciente debe decir como se llama, por ejemplo: "Tiene cuatro patas, mucho pelo y ladra". Esa frase es fácil, pero se puede ir haciendo más difícil de acuerdo a la capacidad intelectual del paciente. Recuerden que la idea es que pongan a trabajar sus cerebros, pero con la posibilidad de que puedan resolver el problema y que la pasen bien. **De nuevo, el paciente siempre tiene que ganar, y sobre todo divertirse.**

Juegos con el dinero

Este juego se puede llevar a cabo con dinero del juego Monopolio. Al paciente se le dan, por ejemplo, 20 dólares, o pesos y se le pregunta: "si tienes 20 pesos y compras un vestido que cuesta 12, ¿cuánto te tienen que devolver? Si él no puede hacer la operación aritmética mentalmente o con números, puede contar los billetes hasta doce y después cuente los que le quedan para saber la respuesta.

El éxito de los ejercicios depende de los intereses o la profesión anterior del paciente. Algunas personas estarán más interesadas en hacer juegos con palabras, y otras jugar con números. El cuidador debe saber qué tipo de ejercicios le gusta más al paciente.

Juegos con los *test* de memoria

Durante los *test* de capacidad que el neurólogo o el médico le hace al paciente, le piden que cuente de atrás para adelante, de siete en siete o saltándose un numero, etc. Se puede hacer una gran variedad de juegos en este sentido.

Otra de las preguntas. En el *test* de memoria, el médico le dice tres palabras al paciente y después de un rato le pregunta cuáles eran. Se le puede enseñar al paciente que haga un cuadro mental de las tres palabras. Mientras más ridículo y tonto, más se le quedará en la memoria.

Por ejemplo, si el cuidador le dice: manzana, casa y conejo, se puede crear una historia absurda donde un conejo carga en su espalda una casa y encima de la casa hay una manzana. Mientras más detalles mejor, porque algunos detalles siempre quedan en la memoria. Por ejemplo, decimos que el conejo es rojo y la casa blanca y la manzana es amarilla. El conejo tiene una cinta amarrada que sujeta la casa a su espalda. La casa no tiene puertas, sino varias ventanas y en el marco de. una de las ventanas está la manzana que se balancea y parece que se va a caer cada vez que el conejo camina.

Es muy posible que el enfermo olvide todos los detalles, pero es muy posible también que recuerde las tres palabras que le dijeron al principio: casa, conejo, manzana. Pero si no las recuerda, no importa, ambos, el paciente y el cuidador se divirtieron un rato.

Similitudes y diferencias

En este ejercicio se presentan dos objetos cualesquiera y se pide que se diga en que se parecen, o cuáles son sus características comunes, o sus similitudes. Por ejemplo, una cuchara y un plato. Su característica común es que ambos se usan para comer.

Después que se digan todas las similitudes, se pregunta en qué sentido los mismos objetos son distintos.

Qué pasa si…

Es una ley física que cada acción que uno realiza tiene una reacción como respuesta. Para recordarle a nuestros seres queridos con Alzheimer que cada acción tiene su consecuencia, podemos jugar a *Qué pasa si…*

Por ejemplo: Qué pasa si… Yo fumo acostado en la cama y me quedo dormido.

Respuesta: el colchón puede coger fuego, puede haber un incendio, me puedo quemar, pueden quemarse otras personas.

¿Cuál es la solución? No fumar en la cama.

¿Que pasa si… sales a la calle sin ropa?

¿Que pasa si pones un utensilio plástico en una hornilla caliente?

¿Que pasa si… dejas el grifo del baño abierto?

¿Qué pasa si… dejas la hornilla encendida?

¿Qué pasa si… dejas la cafetera encendida?

Otra versión de este ejercicio puede ser invirtiendo las situaciones. Por ejemplo, se le plantea al paciente la pregunta: *Una persona resbaló y se cayó en el piso. ¿Cuáles pueden haber sido las causas?* Respuesta: alguien puede haber tirado agua o aceite en el piso.

Una casa se inundó: puede haber sido la lluvia, o alguien olvidó cerrar un grifo; la tubería estaba tapada, etc.

Qué quiere decir…

Este ejercicio se puede realizar con refranes que son populares en nuestra cultura, por ejemplo: ¿qué quiere decir el refrán: "no por mucho madrugar se amanece más temprano?".

"No dejes para mañana lo que puedas hacer hoy".

Otra versión puede ser que ellos completen la frase del refrán. Por ejemplo: **De tal palo…** El paciente debe contestar: **"tal astilla"**.

La solterona

Los juegos de cartas parecen difíciles para un enfermo de Alzheimer, pero en las primeras etapas de la enfermedad, ellos pueden divertirse con el juego de la solterona, que son pares de barajas idénticas y la persona tiene que ir buscando y separando las que son iguales. El último que se queda con la solterona pierde.

Reforzar las nociones de dirección: izquierda, derecha, al centro, al lado.
Por ejemplo, puede hacerse con personas, objetos o fotos:
-¿Quién está a la derecha de José?
-¿Quién a la izquierda de Pepe?
-¿Quién está entre María y Alicia?
-¿Quién está en el centro?

En la Internet hay un ejercicio interactivo de agilidad mental que consiste en presentar la imagen de varios personajes, por ejemplo, un policía, una enfermera, un banquero. Detrás hay el dibujo de la calle principal de una ciudad donde se ven un banco, una farmacia, un hospital, una tienda, etc. El paciente tiene que mover los personajes, que pueden ser recortados de revistas, y ponerlos donde les pertenezca estar, por ejemplo, el policía, en la estación de policía, la enfermera en el hospital, y así sucesivamente.

Seguir las instrucciones

Otro ejercicio simple pero muy beneficioso es pedir al paciente que siga las instrucciones:
"José, levántate de la silla, camina hacia el frente, párate y después regresa.
"Ángela, dobla a la izquierda, sigue derecho, ahora dobla a la derecha".

Se puede hacer interesante el ejercicio poniendo un pequeño premio al final de las instrucciones.

En este ejercicio las instrucciones se pueden dar paso a paso.

¿Cómo deben terminar todos los ejercicios?
Con aplausos, risas y regalos

El juego de la mano

Se tiene el dibujo de una mano con el nombre de los dedos de la mano: pulgar o gordo, índice, corazón (del medio), anular, meñique (pequeño). Darle una copia a cada uno que quiera jugar, los demás pueden observar.

El cuidador les pide que hagan igual que él: una "o", al unir el dedo pulgar y el meñique. Entonces le pregunta: ¿qué dedos estamos uniendo? Y así formando figuras con los dedos. Este ejercicio es bueno también para la artritis.

Invitándolos a que hagan lo mismo: el cuidador puede mover el brazo, las muñecas, u otra parte del cuerpo y preguntarle ¿que estoy haciendo? o ¿que parte del cuerpo estoy moviendo?

Armar rompecabezas

Además de armar los rompecabezas que se compran en las tiendas, el juego se puede hacer con las distintas partes del cuerpo.

Por ejemplo, uno toma una fotografía de una revista y recorta la figura de una persona, entonces las pega en un cartón, y recorta una mano, un brazo, la cabeza, una pierna, etc., entonces le pide al paciente que arme el rompecabezas o sea que compongan el cuerpo humano.

Lo mismo se puede hacer con un mapa de países.

Un día como hoy

Otro ejercicio que puede ayudar es "un día como hoy" donde se conversa sobre temas históricos. Por ejemplo ¿qué pasó en la historia el día del nacimiento del paciente?

Una buena idea es, después de almuerzo, no muy tarde porque el paciente comienza a impacientarse al atardecer, hacer un diario de todo lo que se hizo durante el día. Se le puede hacer preguntas sobre como le gustaron las actividades y animarlo a escribirlas. Se le puede ayudar si él/ella no puede hacerlo. En etapas avanzadas a los pacientes puede que ya no les interese mucho hacer este tipo de ejercicios.

Otra parte del ejercicio puede ser leer lo que se hizo el día anterior. Recuerden el humor. Hay que tratar de ver las cosas a través del cristal del humor. Cuando haya pasado algo doloroso, es bueno apuntarlo en el diario, pero no se tiene que comentar luego para no revivir el dolor, a no ser que el paciente lo traiga a colación.

Asimismo, el cuidador tiene que tener mucha paciencia y recordar que su ser querido procesa la información mucho más lentamente que las personas sanas, y que a veces se quedan como pensando por un largo tiempo en el cual parece que están "en otro mundo", pero a veces no es así.

Durante un entrenamiento sobre demencia al que asistí, las instructoras nos pusieron el ejemplo de un paciente en un asilo que fue visitado por su hija y al final de la visita ella le dio un beso y le dijo "te quiero, papá", y luego se fue.

El se quedó como si nada, con la boca entreabierta y la mirada lejana. Media hora después, cuando le estaban preparando para ir a la cama, él respondió: "Yo también te quiero, cariño". Cuando él respondió, la hija ya estaba en su casa, veinte millas más allá. La enfermera se lo contó luego a la hija.

En esa misma clase hicimos otro ejercicio por parejas. Uno de los participantes debía decir:

Hola ¿cómo estás?

Y quedarse esperando la respuesta del otro por treinta segundos contados por la instructora. Es increíble lo largo que parecen treinta segundos cuando uno está esperando una respuesta. Ese ejercicio intentaba enseñarnos a tener paciencia frente a los enfermos de Alzheimer y sería bueno que los cuidadores lo practicaran entre ellos.

Fiestas familiares y nacionales

Otra actividad puede ser la descripción y recordatorio de fiestas. Pueden hacer una lista de éstas y comenzar a contar, grabar o escribir lo que se recuerde de ellas. Por ejemplo, como son las fiestas navideñas en el país del enfermo: qué día es la fiesta, por qué se celebra, cómo se celebra, qué se come, qué ropa se usa, recuerdos que nos traen las fiestas.

Cuáles son las diferencias de esas fiestas con las de otros países. Cuál ha sido la fiesta que más le impresiono en su vida. Cual fue la que más odió y por qué, cuál fue la más divertida.

Qué día es hoy

Para recordar en que día se vive: ser pro-activos.

Es una buena idea tener en el cuarto del paciente una pizarra de corcho con las informaciones más importantes, como las tareas a realizar cada día, las citas médicas, las visitas que se esperan, los números de teléfono necesarios, etc.

Es importantísimo para una persona con problemas de memoria usar un calendario, pero a los enfermos de Alzheimer hay que enseñarles a usarlo y practicarlo varias veces al día hasta que su uso que haga un hábito.

El paciente debe mirar el calendario por la mañana, al mediodía, y por la noche revisar lo que tiene que hacer al día siguiente.

Cada vez que tenga que hacer algo, debe apuntarlo y cada vez que lo haya hecho debe cruzarlo o ponerle alguna marca de que ya está hecha la tarea. Si después olvida si lo hizo puede mirar el calendario y recordar que ya está hecho.

Parece difícil hacer que un enfermo de Alzheimer puede manejar un calendario, pero en las primeras etapas de la enfermedad pueden hacerlo. No así en las etapas avanzadas. Todo está en la práctica y en la costumbre.

Su Libro de la Vida

Este es un proyecto largo, que puede tomar varias semanas o meses y debe hacerse poco a poco, un rato cada vez, para que el ser querido no se aburra. Si hay varios pacientes reunidos, se les puede pedir que cada uno nos cuente la historia de su vida. El cuidador la va escribiendo. Es importante parar cuando el paciente se canse.

En vez de escribir, el cuidador puede usar una grabadora, para no perder tiempo escribiendo, pero es importante que luego lo transcriba y lo encuaderne, poniéndole una carátula por fuera donde diga:

Autor: El nombre del paciente.
Titulo: La Historia de mi Vida.

Este ejercicio ayuda al paciente a reforzar su identidad y sentirse orgulloso de lo que ha hecho en su vida.

Si al hacerlo vienen recuerdos tristes el cuidador debe dirigir con cuidado la atención del paciente a otro punto, el objetivo de este ejercicio no es hacerles terapia, sino reforzar su identidad y sus recuerdos agradables.

Hay que tratar que los datos los diga el propio paciente, pero si él no recuerda, el cuidador puede recordárselo, si lo sabe.

Si el cuidador y el enfermo forman un matrimonio pueden hacer una linda historia de amor, y en ese caso el título sería: "La historia de nuestro amor". Pueden empezar diciendo: "Emilio y yo nos conocimos en una fiesta…"

Como mencionamos anteriormente, en el libro titulado "El Conocimiento y la Memoria: La Historia Real", los científicos de la

Universidad de Yale, aseguran que "el papel que juega el contar las historias tiene mucho más significado en la memoria humana que el simple hecho de la interacción entre los seres humanos."

Menciono este estudio, además, porque esto puede ayudarnos al redactar el libro "La historia de mi Vida".

Uno puede decir, por ejemplo: ¿qué te recuerda la palabra granja?

Y así usar cualquier tipo de palabras para atraer los recuerdos.

Hecho de esta manera, este libro puede llegar a ser muy importante para la historia de la familia y sus futuras generaciones.

También se puede ilustrar con fotos. Y en tiempos como los que vivimos, el libro podría hasta imprimirse.

Una persona que sienta que está perdiendo la memoria puede comenzar también un proyecto como este y se asombrará de la cantidad de recuerdos que le vienen a la mente.

El libro debe comenzar con el nombre del paciente y los datos actuales:

Mi nombre es _____, mi apellido es _____ _____.
Yo vivo actualmente en (dirección) _____, en el estado (o provincia) de _____. Yo nací el día ___, de (mes) _____, del año ____. Tengo _____ hermanos y _____ hermanas. Siempre me he llevado mejor con mi hermano (a) _____, porque _____.
Mi padre se llamaba _____, y mi madre _____. Mis abuelos por parte de padre se llamaban _____ y _____. Y mis abuelos por parte de madre se llamaban _____ y _____. Yo nací en _____ (pueblo o provincia, de _____ (país). Allí viví hasta que tenía _____ años. Allí tenia una (s) amigas que se llamaban _____. Y unos amiguitos que se llamaban _____.
Nosotros jugábamos a _____ (por ejemplo la gallinita ciega).

Estudié primaria en la escuela _____, de _____.

Estudie secundaria en la escuela _____, de _____.

Fui a la Universidad de _____.

Y estudie _____.

Me he mudado _____ veces. De _____, a _____, y de _____, a _____. Agregar los años en que esto ocurrió si lo recuerda.

Mi mejor amiga (o) de la niñez era _____

Mi mejor amiga (o) de la juventud era _____.

Mi mejor amiga (o) de los años maduros era _____.

A nosotras (os) nos gustaba (por ejemplo, ir a la playa).

Recuerdo que un día (algún recuerdo de esos tiempos) _____.

Lo que más recuerdo de cuando era niña (o) es…

_____

El período más feliz de mi vida fue

_____

El éxito más grande de mi vida fue…

_____

Comencé mi primer trabajo a los _____ años. Trabajaba en _____ (empresa o profesión). En ese tiempo me pagaban _____ a la semana (o mes) _____.

Ese trabajo lo dejé porque _____.

Y comencé a trabajar en _____ (enumere los distintos trabajos que ha realizado).

El trabajo que más me ha gustado realizar en mi vida fue _____, porque _____.

En el año _____ me casé con _____y vivimos
juntos hasta _____
(puede ser hasta hoy, o hasta que nos divorciamos.)

La   persona   que   más   he   querido   en   mi   vida   es…
_____.

Pero   también   quiero   mucho   a
_____

Mi primer hijo se llama _____ y nació el día _____
de _____ del año _____. El nació en (ciudad, pueblo)
_____.

Mi hijo es (¿Cómo es su primer hijo? callado, alegre, malgeniado). El
ella   tiene   _____   hijas   hembras,   que   se   llaman
_____ y _____ varones, que se llaman.
Su esposa se llama _____.

Mi Segundo hijo (conteste las mismas preguntas con todos los hijos
que tiene.

Lo   que   más   recuerdo   del   nacimiento   de   mis   hijos   es
_____.

_____, porque _____.

La   mayor   lección   que   he   aprendido   en   mi   vida   es
_____.

Nunca olvidaré algo que me pasó (ayudar a la memoria con
comentarios). _____.

La casa de mi niñez era _____

La experiencia mas excitante de mi vida fue cuando

_____.

A mi esposa (o) lo conocí en (relata la experiencia)

_____

El lugar donde he vivido que más me ha gustado es
_____ porque _____.

Mi primer novio (novia) se llamaba _____.

Cuando yo era pequeña (o) la ciudad donde vivíamos era (como era) las calles, las tiendas, los autobuses

_____.

Lo que más me gustaba era ir a _____ (al cine, al parque, al campo) Y allí (lo que hacían: veíamos películas mexicanas).

Recuerdo la primera vez que monté en un (auto, avión, caballo.)

_____.

Todo lo anterior es sólo una muestra de lo que se puede escribir en la *Historia de mi Vida*. Sin embargo, el cuidador puede ahondar y aprovechar las historias que más recuerde el paciente. Se debe incluir, si se recuerda, el tipo de clima y los estados de ánimo.

CUARTA PARTE

Recursos

Capítulo -25- Mira alrededor

Hemos visto que los cuidadores pueden llegar a sentirse atrapados en un océano de frustración y confusión. El primer paso que éste debe dar es buscar información. Esa información le va a decir cómo encontrar el apoyo que necesita.

Hoy en día, existe una enorme cantidad de información disponible. El problema viene cuando el cuidador tiene que navegar por ese mar de libros, artículos, estudios y videos, si habla inglés. Si solamente habla español y no tiene acceso a la Internet, el cuidador se enfrenta a que existen muy pocos libros publicados en nuestro idioma sobre la enfermedad de Alzheimer o las demencias.

En Estados Unidos existen muchos folletos publicados en español por distintas organizaciones sobre el tema, pero ¿cómo sabe el cuidador de su existencia y cómo pedirlos, si no tiene Internet?

En este capítulo trato de organizar la información sobre recursos para hacerlos más asequibles.

Los amigos

Al principio de la enfermedad, los malos amigos desaparecen, pero los buenos quedan. Poco a poco estos van aprendiendo como lidiar con un enfermo de Alzheimer, y pronto, uno puede confiar en ellos, para sustituirnos en algunas ocasiones en el cuidado del paciente.

Comparte el cuidado (Share the care).

Una forma de obtener y dar ayuda, es ponerse de acuerdo varias familias que estén en el mismo caso, y turnarse para cuidar a dos o tres pacientes mientras, los demás se toman un respiro.

La iglesia

Si usted es activo en alguna iglesia, hable con el cura o el pastor. Seguramente ellos tienen grupos de apoyo para ayudar a las personas en crisis. Sino sugiérale que organice un grupo de apoyo.

Programas de ayuda en emergencias

Estos programas pueden ser usados por cuidadores que confrontan una emergencia y no tienen donde dejar a sus seres queridos. En la Florida (Estados Unidos) se puede dejar por unos días al paciente en un asilo para ancianos o en una institución de vida asistida. El algunos casos el Medicaid o Medicare paga por la estancia temporal del enfermo en esos lugares.

En los Estados Unidos usted puede comunicarse con el Area Agency on Aging local, o con el capítulo local de la Asociación de Alzheimer, para preguntarles cómo ponerse en comunicación con este tipo de programas. Sus teléfonos deben aparecer en las guías telefónicas.

Los grupos de apoyo (GdeA)

Los grupos de apoyo son como las reuniones de amigos. Pero a diferencia, los miembros de los grupos de apoyo tienen una agenda que cumplir: reunirse frecuentemente para hablar sobre sus problemas, educarse y compartir con otras personas que están pasando por las mismas experiencias.

Los GdeA son creados por organizaciones de salud o de Alzheimer, por especialistas en ese campo, o por los mismos cuidadores.

Igual que entre amigos, en el grupo de apoyo se comparten sentimientos, frustraciones y esperanzas.

Pero en el GdeA estructurado, ese intercambio tiene objetivos específicos: aprender acerca de la enfermedad, escuchar y ser escuchado, ayudarse los unos a los otros compartiendo informaciones, ideas, estrategias, y sobre todo, creando un espíritu de cuerpo como el que se crea dentro de una familia, para que la persona sienta que es parte de un todo, no un ente solitario e indefenso.

Uno de los problemas que algunos grupos de apoyo confrontan es que, después de un tiempo, a las personas les resulta deprimente y aburrido escuchar una lista interminable de quejas y problemas.

Por ello es importante, que "hablar sobre sus tristezas, retos y frustraciones" sea sólo una parte de las reuniones. Los grupos deben reunirse para discutir libros, ver videos y películas sobre el tema, invitar a profesionales en el campo de Alzheimer para que les ofrezcan charlas, realizar entrenamientos, asistir juntos a conferencias, crear proyectos de recaudación de dinero, crear fiestas, bailes, y comidas para esos fines y llevar a cabo actividades diversas al aire libre, crear subgrupos para compartir las responsabilidades. Por ejemplo, una pareja de cuidadores puede quedarse con varios de los pacientes para que los demás salgan a divertirse, a practicar alguna actividad, o simplemente para asistir a las reuniones del GdeA.

Cómo crear un grupo de apoyo

Antes de comenzar, determine si usted tiene suficiente tiempo para afrontar las tareas que quiere llevar adelante.

Después piense cómo encontrar a los miembros que compondrán el grupo, o sea, otros cuidadores de un enfermo de Alzheimer.

Su primer paso puede ser crear una hoja de publicidad dando a conocer el grupo y mostrarla en supermercados, oficinas de médicos, otros centros de salud e iglesias locales.

Algunos periódicos locales, estaciones de radio y televisión le podrían publicar un anuncio gratuito como servicio a la comunidad.

Visite centros de vida asistida, asilos, centros comunitarios, hospitales, farmacias y entrégueles la hoja de publicidad. Si puede explíqueles cuáles son sus objetivos.

Asimismo, todos los profesionales de la salud, doctores, trabajadores sociales, asistentes sociales, enfermeros, pueden pasar su hoja de publicidad a otros posibles miembros.

No olvide poner en la hoja el lugar de la reunión, la fecha, la hora y su teléfono, o cómo comunicarse con usted.

Pida en la hoja de publicidad que le llamen para confirmar la asistencia. De esta manera usted no sufrirá una decepción si a la hora de la reunión no llega nadie, o si va demasiada gente, que no quepan en el lugar. Escoja un lugar de reunión al que sea fácil llegar.

La primera reunión

La primera reunión debe ser organizativa. El organizador debe comenzar presentándose y pidiendo a cada participante que se presente.

Seguidamente se debe explicar los objetivos de la reunión, o sea, la necesidad que existe de crear el grupo, y con que recursos se cuenta.

Se debe pedir a los participantes que aporten sus ideas y recursos para crear un plan de acción. Por ejemplo, quienes conocen a profesionales que pudieran estar dispuestos a darles charlas o entrenamientos sobre la enfermedad de Alzheimer y la demencia, etc.

En la primera reunión sería bueno crear una junta directiva para que distintos miembros se encarguen de las distintas tareas, y no todo caiga sobre los hombros del organizador.

Una junta directiva debe tener, al menos:
-Un presidente
-Secretario o vocal
-Tesorero/recaudación de fondos
-Educación
-Entretenimiento.

El local de las reuniones

Debe ser un lugar tranquilo y apropiado para que las personas se sientan a gusto y puedan participar. Debe haber suficientes sillas para que todos puedan sentarse. No debe ser demasiado frío ni demasiado caliente. El organizador puede pensar en aulas de escuelas, iglesias, centros comunitarios, *clubhouses* de condominios, entre otros.

El día de la primera reunión, una persona debe estar encargada de dar la bienvenida a los participantes que vayan llegando.

Si es posible, resulta agradable servir algún refresco, o algo para "picar", dependiendo de los fondos económicos del organizador. No tiene que ser una comida cara. Un simple vaso de limonada o refresco casero de frutas y unas galletitas bastaría. Después el tesorero puede encargarse de recolectar fondos, para las actividades.

Si el organizador tiene acceso a la Internet puede imprimir informaciones para entregar a los participantes. Después, el encargado de educación puede encargarse de ello.

Durante la primera reunión se deberá acordar con qué frecuencia se reunirá el grupo. La experiencia ha demostrado que seleccionar un día fijo a la semana o al mes resulta más fácil de recordar y asegura mejor asistencia. Por ejemplo: el primer martes de cada mes.

En esa primera reunión se debe tomar el nombre, la dirección y el teléfono de todos los participantes. Y durante la siguiente reunión, se debe entregar a todos, la lista de los miembros con sus números de teléfono y direcciones para que puedan hablarse entre sí.

Las reglas

En cualquier grupo de apoyo tienen que haber reglas que todos deben acordar y respetar. La primera regla inviolable es que el grupo de apoyo no puede sustituir los cuidados del médico.

La segunda regla debe ser que todos y cada uno de los miembros tienen los mismos derechos y deberes: el mismo derecho de hablar y ser oído; derecho al respeto y la dignidad de cada integrante.

Otra regla inviolable es el derecho y el deber a la confidencialidad: lo que se habla en esas reuniones debe quedar entre los miembros.

No juzgar ni criticar. No reírse de los miembros. No intentar llevar a cabo psico-análisis, a no ser que usted sea un psicólogo o psiquiatra colegiado. No intentar resolver todos los problemas de una vez.

Uno de los retos a los que se enfrentan regularmente los grupos de apoyo es que los miembros no pueden asistir a las reuniones porque se tienen que quedar con su ser querido.

Al principio los cuidadores deben pedir a familiares, amigos, o voluntarios de respiro, que le sustituyan el día de la reunión. Pero más adelante el grupo puede organizar parejas de cuidados para quedarse con los familiares de los miembros que lo necesiten, ya sea en un local contiguo, o en una de las casa de los participantes. Esta función puede ser rotativa entre los miembros.

Si usted desea ayuda o más información sobre cómo crear un grupo de apoyo de Alzheimer, o quisiera hacer alguna pregunta, puede escribirme a mi correo electrónico: maydaochoa@gmail.com

Voluntarios de respiro

Antes de que las responsabilidades de cuidador le abrumen, usted debe recordar que existen organizaciones y grupos que pueden ayudarle.

Cuando yo trabajaba en el Area Agency on Aging (Agencia del Área para las Personas Mayores), mi función era coordinar un grupo de unos 90 voluntarios con edades entre 55 y 90 años, que llevaban a cabo servicios de respiro (respite, en inglés).

Los voluntarios de respiro generalmente visitan los hogares de personas mayores diariamente o varias veces a la semana, para que los cuidadores puedan tomarse "un respiro", un tiempo libre: hacer sus diligencias, salir, encontrarse con amigos, leer, asistir a reuniones de grupos de apoyo o, simplemente, no hacer nada.

¿Qué hacen los voluntarios de respiro? Sobre todo entretienen y acompañan al anciano o enfermo. Ven televisión, conversan, juegan distintos tipos de juegos, les sacan a caminar, leen, ven fotos familiares, y mucho más.

¿Qué NO hacen los voluntarios de respiro?

Ellos no pueden recetarles medicinas, ni sugerir medicamentos, no pueden bañar al paciente, porque no están entrenados para hacerlo; no cocinan, aunque se pueden encargar de darles a su hora la comida que ha sido preparada; no limpian, no levantan al paciente, no lavan ropas, ni planchan.

Nuestros servicios en el Area Agency on Aging eran gratuitos, pero cuando usted se comunique con otras organizaciones, pregunte cuánto cuestan los servicios.

Otras agencias, generalmente comerciales, entrenan y pagan salarios a trabajadores que bañan al paciente, cocinan y limpian.

En Estados Unidos, ese tipo de servicios son gratuitos para personas que califican. Usted puede llamar a su Area Agency on Aging local para pedir informaciones al respecto.

Centros de Cuidado Diurno

El centro de cuidado diurno (Day Care Centers, en inglés) es el lugar donde el enfermo de Alzheimer pasa el día, mientras el cuidador sabe que está bien cuidado y alimentado, en un ambiente seguro.

Como ya dije en otra parte de este libro, para nuestra familia fue una bendición poder poner a mi hermana en un centro de cuidado diurno del Alzheimer's Community Care.

Allí no solamente ella estuvo bien cuidada, sino que las distintas actividades que ellos realizan la mantuvo en buena forma física, mental y emocionalmente durante varios años.

En estos centros los pacientes juegan, pintan, hacen amigos, cantan, realizan ejercicios físicos y mentales, artes manuales, y otras muchas actividades.

Si usted teme que su ser querido no quiera quedarse en un lugar como ese, llévelo de todas formas para que conozca el lugar. Las enfermeras y trabajadores de esos lugares saben como hacerles sentir de maravilla y convencerles de que la van a pasar bien.

Al principio, mi hermana se negó a asistir al centro porque no quería aceptar la realidad de la enfermedad. Entonces le propusimos que fuera como voluntaria, para ayudar a los pacientes y los trabajadores del lugar.

Durante los primeros días, usaba siempre en su pecho un distintivo que decía "voluntaria". Para ella era importante destacar que no era una enferma como los demás. Poco tiempo después olvidó ponerse la insignia de voluntaria y no sólo aceptó su situación, sino que ya no se avergonzó más de padecer la enfermedad. Ha comprendido que igual que no es la culpa de un diabético padecer diabetes, tampoco es su culpa, ni es vergonzoso padecer la enfermedad Alzheimer.

Su cambio de mentalidad fue más rápido que el mío, porque, unos meses después de su ingreso en el centro, cuando hubo que inscribirla en el programa "Safe Return" (Regreso Seguro), en el que los enfermos tienen que usar un brazalete con sus señas personales para el caso que se pierdan, yo pensé: *"Oh, Dios mío, ¿cómo la vamos a convencer de que use el brazalete?"* Y me quedé fría cuando me respondió:

-Ah, que bueno que ya tengo brazalete… Ya casi todo el mundo en el centro lo tiene.

Yo, diariamente, en mi mente, le doy gracias al centro por habernos hecho la vida mucho más fácil. Mi hermana llegaba a la casa todos los días, por la tarde, riendo y haciendo historias de las cosas que hicieron en el centro.

También hacía chistes y su actitud mejoró grandemente. A su vez, mi madre ha descansado por el día y, relajada, la recibe con más energía.

¿Cómo se escoge un centro de cuidado diurno?

Los hispanos en Estados Unidos, por ahora, no tenemos mucho donde escoger. Esperemos que pronto se desarrollen nuevos centros. Por el momento, usted puede llamar cualquier día de la semana, 24 horas al día a la línea de ayuda de la Asociación de Alzheimer (1-800-272-3900) y ellos le remitirán al Capítulo local de la organización, donde podrán orientarle.

Instituciones de Vida Asistida y Asilos

Cuando la enfermedad progresa, y las cosas se ponen más difíciles, existen también las instituciones de vida asistida (Assisted Living Facilities, en inglés) y los asilos especializados (Nursing Homes, en inglés). Muchos hispanos en Estados Unidos le llaman simplemente "Home".

Las instituciones de vida asistida son preferidas por las personas que pueden cuidar de sí mismos, pero necesitan algún tipo de ayuda con actividades de la vida diaria. Para ellos es importante vivir con independencia por el mayor tiempo posible.

Los asilos para ancianos ofrecen cuidados a personas muy frágiles, física o mentalmente. Algunos asilos se especializan en cuidar a pacientes con demencia solamente.

La decisión de ingresar a un ser querido en un asilo es generalmente muy difícil para los familiares. Muchos hispanos sienten remordimientos cuando tienen que tomar esa decisión. Sin embargo, cuando las condiciones físicas y mentales del paciente se deterioran, hay que pensar seriamente que estos estarán mejor atendidos entre profesionales especializados en su cuidado.

Capítulo -26- Cuando existen sospechas de abuso

Una de las principales preocupaciones de mi madre cuando aprendió más sobre el curso de la enfermedad y sus últimas etapas, era que, cuando llegara el momento, su hija fuera bien atendida dondequiera que estuviera.

La realidad es que el personal en esas instituciones está especialmente entrenado para lidiar con las características específicas de las personas que sufren demencia, y en la mayoría de ellos tratan a los pacientes con mucho cariño y paciencia.

En Estados Unidos existen leyes que protegen a los ancianos.

Sin embargo, los familiares no deben confiar ciegamente, sino que deben mantenerse vigilantes en cuando al nivel de cuidados que recibe su ser querido.

Un día recibí la denuncia de que en un asilo local para pacientes de Alzheimer se estaba maltratando a algunos ancianitos. Yo llevé la denuncia a las instituciones correspondientes e inmediatamente se comenzó una investigación.

Un oficial en ese tiempo me dijo: "Una denuncia, o aunque fuera solamente una duda de ese tipo, siempre, siempre tiene que tomarse seriamente."

Hago este relato porque si bien, en general, esas instituciones son seguras, las organizaciones de apoyo deben mantenerse vigilantes, pero sobre todo los familiares y los amigos del enfermo. Como decimos en español "El ojo del amo engorda al caballo". Asegúrese siempre de que su ser querido esté bien atendido dondequiera que esté, que esté limpio, bien atendido y alimentado y contento (dentro de sus propias limitaciones.)

Señales de abuso o negligencia

- Evidencia de que el cuidado personal es deficiente
- Descuido de los problemas crónicos de salud
- Desnutrición
- Pérdida de peso
- Llagas en el cuerpo
- Deshidratación
- Rasguños en la piel, moretones, marcas, quemaduras
- Marcas de cuerdas
- Marcas de mordaza
- Fracturas
- Su ser querido se ve muy asustado todo el tiempo
- Su ser querido duerme todo el tiempo

Denuncia de Abuso o negligencia

Para hacer una denuncia de abuso o negligencia contra una persona mayor, en Estados Unidos llame al Elder Abuse Hotline local, cuyo número puede encontrarlo en la guía telefónica. Las Area Agency on Aging de su localidad también pueden ayudarle.

National Center on Elder Abuse: 1-202-682-2470 o 1-202-682-0100.   Dirección: 810   First   Street,   N.W.   Suite   500 Washington, DC 20002

¿Qué es un Ombudsman?

(Defensor del paciente)

Es la persona entrenada por el estado, para encargarse de velar porque sean respetados los derechos de los residentes de las instituciones para personas mayores.

En Estados Unidos, bajo la Ley federal *Older Americans Act*, cada estado tiene que tener un programa de Ombudsman. Usted puede hablar con el ombudsman para aclarar dudas, pedirle informaciones y preguntarle qué hacer para obtener mejores cuidados para su ser querido.

El ombudsman puede ayudarle o guiarle para hacer una denuncia también, pero usted tiene que autorizarlo para no violar las leyes de confidencialidad.

Si desea saber más sobre los programas de ombudsman, visite el sitio de la Internet en inglés:

http://www.ncea.aoa.gov/Resources/Publication/docs/NCEA _ProtectYourself_SPAN_508.pdf

Para localizar a un ombudsman en su estado llame al **Eldercare Locator 1-800-677-1116**, de lunes a viernes, de 9 de la mañana a 11 de la noche.

También puede llamar al Area Agency on Aging de su condado. El número de su AAA lo encontrará en la guía telefónica bajo "Elder Care".

Capítulo -27- Asociaciones, Organizaciones, Agencias y Programas

Asociación de Alzheimer (Alzheimer's Association)

La Asociación de Alzheimer es una organización sin fines de lucro que se dedica a la investigación científica en el campo del Alzheimer, además provee educación al público y a los profesionales de la salud, apoyo a los pacientes de Alzheimer y sus cuidadores y abogan por los derechos de todos ellos. La Asociación de Alzheimer tiene una red de capítulos locales a través de todos los Estados Unidos. Ellos han creado uno de los sitios más completos en la Internet sobre la enfermedad de Alzheimer. La Asociación debe ser un lugar común para todos los cuidadores. La dirección del sitio en inglés, en la Internet, es www.alz.org Desde esa dirección usted puede entrar al sitio en español, o ir directamente, al

info@alz.org/espanol_recursos_para_los_latinos.asp

Línea de Ayuda

En Estados Unidos, la Asociación de Alzheimer tiene una Línea de Ayuda que trabaja las 24 horas del día, los siete días de la semana. Cuando usted llame al **800-272-3900**, no se deje intimidar porque inicialmente respondan en inglés, espere e inmediatamente dirán la información también en español.

Pida hablar con alguien en español. Ese número que acabo de dar escríbalo en la portada o contraportada de este libro, o en un lugar donde usted pone los números de teléfono importantes.

Allí usted puede solicitar información, literatura gratis y consejos de todo tipo referentes a la enfermedad de Alzheimer.

Localizador de Programas de Cuidados (CareFinder)

Carefinder es un servicio interactivo desarrollado por la Asociación de Alzheimer. Este instrumento le ayuda a encontrar. instituciones de cuidado para los pacientes de Alzheimer, de acuerdo a sus necesidades y preferencias.

Regreso Seguro (Safe Return)

Es un programa nacional de identificación desarrollado por la Asociación de Alzheimer. Este programa ayuda a resolver uno de los principales retos a los que se enfrentan los cuidadores: el *deambular* de los pacientes de Alzheimer, donde muchas veces terminan perdidos. Su objetivo principal es el regreso seguro del paciente a su hogar.

Cómo funciona Safe Return

1- El cuidador compra a la Asociación de Alzheimer un brazalete que lleva inscrito en la parte trasera un número de teléfono. Ese número funciona las 24 horas del día, los 7 días de la semana. Inscribirse en el programa cuesta $40, que incluye el brazalete y el primer año del programa. Después del primer año, cada 12 meses usted recibirá una factura por $20 para gastos de administración.

2- Junto al cheque, el cuidador debe enviar un formulario con la información del paciente, la medida de su muñeca, y una foto actual. (Para solicitar el formulario, llame a la Asociación, al (800) 272-3900.

Si su ser querido se perdiera un día, y un policía le encontrara, este llamaría inmediatamente al número que aparece al dorso del brazalete donde tienen la información personal y las señas del paciente, que usted había enviado al ingresar su ser querido en el programa. Una llamada activaría inmediatamente una red de ayuda, que incluye a la policía, que ya ha sido entrenada por la Asociación de Alzheimer.

Centro de Educación y referencias de la enfermedad de Alzheimer

(Alzheimer's Disease Education a Referral Center - ADEAR).

Es un servicio del Instituto Nacional del Envejecimiento de los Estados Unidos – (Nacional Institute on Aging - NIA, por sus siglas en inglés). Este servicio bilingüe (español-inglés), se puede contactar por teléfono, **llamando al 800- 438-4380**, o a través de la Internet visite: https://www.nia.nih.gov

De esa dirección se puede pasar al sitio en español. Ellos ofrecen las informaciones más recientes sobre la enfermedad de Alzheimer dirigidas a los pacientes, cuidadores y profesionales de la salud.

Los centros ADEAR ofrecen un banco nacional de información y pueden ponerle en contacto con los recursos existentes financiados por el gobierno federal.

Fundación Americana de Alzheimer (Alzheimer's Foundation of America - AFA)

Es una organización nacional sin fines de lucro. Ofrecen una Línea de Ayuda en inglés y tienen algunos trabajadores que hablan español, aunque no siempre que he llamado han estado disponibles, sino que me han conectado con la máquina contestadora. Sin embargo, en su sitio de la Internet ofrecen informaciones en español. http://www.alzfdn.org

Línea nacional gratuita (866) 232-8484 provee informaciones, conserjería y referencias a través de todos los Estados Unidos.

También pueden comunicarle a usted los recursos locales que existen en el país para los pacientes y cuidadores.

Ellos trabajan de lunes a viernes de 9:00 a.m. a 9:00 p.m. (Este). Usted puede dejar un mensaje a cualquier hora y ellos le devuelven la llamada.

Otras Organizaciones que ofrecen servicios a pacientes con demencia

Asociación Americana de Personas Retiradas (American Association of Retired Persons - AARP)

601 E St., NW
Washington, DC 20049
Teléfono: 1-877-MAS-DE-50 (1-877-627-3350)

Esta es una de las más grandes organizaciones de personas mayores en los estados Unidos. Es una buena fuente de información sobre opciones de cuidados de salud de largo plazo, cuestiones legales, planeación financiera, Medicaid, Medicare y asuntos legislativos que afectan a las personas mayores y los enfermos de Alzheimer.

Asociación Nacional de las Agencias del área para las Personas Mayores (National Association of Area Agencies on Aging - N4a)
Es la organización nacional que agrupa a las 655 organizaciones locales llamadas Area Agency on Aging (AAA).

Estas organizaciones sin fines de lucro abogan por los derechos de las personas mayores y cuenta con una serie de programas, recursos y servicios de ayuda a la población mayor, para que estos permanezcan por más tiempo en sus hogares, preservando su independencia, dignidad y seguridad personal.

Cada estado de la nación tiene una o varias AAA locales. Ellos realizan referencias a una gran variedad de servicios locales. Incluyendo la entrega de comida a domicilio, campañas de vacunación, programas de voluntarios y de transporte, y prevención del crimen, entre otros.

Para llamar a su Area Agency on Aging local, busque en su guía telefónica local.

La n4a opera el programa **Eldercare Locator**, un servicio nacional gratuito que pone al alcance de las personas mayores y sus cuidadores, todos los recursos que existen en la nación.

Para encontrar servicios o ayuda para personas mayores en su localidad, llame al **800-677-1116**, o visite el sitio www.eldercare.gov en la Internet.

Administración para las Personas Mayores (Administration on Aging (AoA)

AoA es la agencia federal que aboga por las personas mayores. Esa agencia gubernamental funciona como un vínculo entre otras agencias federales, organizaciones, grupos, y el público en general para crear conciencia sobre las contribuciones y las necesidades de las personas mayores. Para preguntas públicas usted puede llamar al (202) 619-0724.

Departamento de Salud y Servicios Humanos de EE.UU. (U.S. Department of Health and Human Services).

Ofrece informaciones sobre el seguro Medicare y otras cuestiones de salud. Línea de ayuda del Medicare 800-638-6833
www.medicare.gov/Spanish/Overview.asp

Programa de ayuda para obtener medicinas(Partnership for Prescription Assistance)

PPARx reúne a compañías farmacéuticas, doctores, organizaciones para la defensa del paciente y grupos cívicos de los Estados Unidos para ayudar a pacientes de bajos recursos y sin seguro médico a obtener de manera gratuita o a muy bajo costo medicamentos de marca registrada. PPARx ofrece acceso a más de 475 programas públicos y privados de ayuda al paciente. llame al 1-888-477-2669. O visite su sitio en la web: https://espanol.pparx.org/Intro.php

Organización Nacional de Hospicios 800-658-8898

Seguro Social (Social Security) 800-772-1213 (de 7 am-7 pm en todos los estados).

Asociación de Centros de Cuidados Diurnos para adultos (The National Adult Day Services Association (NADSA). (800) 558-5301. No tienen personas que hablan español.

Alianza para los Cuidadores de la Familia (Family Caregivers Alliance) (800-445-8106); sitio web: http://www.caregiver.org

La Alianza para los Cuidadores de la Familia es una organización sin fines de lucro que aboga por los familiares que proveen cuidados a largo plazo en sus hogares. Tienen personas que hablan español en sus oficinas. FCA ofrece programas a nivel nacional, estatal y local, para ayudar y apoyar a los cuidadores.

Asociación Nacional de cuidadores (National Family Caregivers Association) –(800-896-3650); sitio web: http://www.nfcacares.org. Al llamar a esta organización, la operadora no pudo conectarnos con alguien que hablara español.

Medline Plus
Sitio de Internet en inglés www.nlm.nih.gov/medlineplus/
De ahí puede pasar al sitio en español, o ir directamente al http://medlineplus.gov/spanish/
En MedlinePlus puede encontrar respuestas a sus preguntas sobre salud. Este sitio de Internet ha recopilado la información más confiable proveniente de fuentes autorizadas, agencias gubernamentales y organizaciones de servicios para la salud. MedlinePlus también ofrece información sobre medicinas, una enciclopedia médica ilustrada, programas interactivos y noticias sobre salud.

Los Centros para el Control y la Prevención de Enfermedades (Centres for Disease Control –CDC)
Se encargan de prevenir y controlar las enfermedades y la salud ambiental. También desarrollan actividades de educación y promoción de la salud. Los CDC ofrecen un sitio en español en la Internet con informaciones de interés para las personas mayores.
http://www.cdc.gov/spanish/terceraedad.htm

Organización Mundial de la Salud (World Health Orgnization). El sitio en la Internet de la OMS ofrece informaciones sobre la salud en general y la enfermedad de Alzheimer en particular. Usted puede entrar al sitio en ingles y de ahí pasar al español. http://www.who.int/es/index.html

Cuidadores. Cuidar a los que cuidan. Página web dirigida a los cuidadores, con información variada que puede resultar útil a los cuidadores y profesionales. http://www.uam.es/centros/psicologia/paginas/cuidadores/index.html

Centro de Información del Instituto Nacional Sobre el Envejecimiento (National Institute on Aging Information Center)

P.O. Box 8057 Gaithersburg, MD 20898-8057 1-800-222-2225 1-800-222-4225 (TTY) Para solicitar publicaciones llame al número de arriba o visite: www.nia.nih.gov

Carepathways.com – Sitio en la Internet, en ingles, para ayudar a los cuidadores a encontrar el mejor cuidado para sus seres queridos que sufren Alzheimer. Proveen acceso a informes sobre la calidad de los asilos a través de toda la nación. También evalúan las Instituciones de Vida Asistida.

Fórum de Investigaciones sobre Alzheimer (Alzheimer's Research Forum)

Sitio de la Internet en ingles que ofrece noticias sobre los últimos adelantos y estudios científicos; nuevos tratamientos contra el Alzheimer, nuevas medicinas, y como participar en distintos tipos de investigaciones genéticas. http://www.alzforum.org/

Centro John Hopkins de Investigaciones sobre la Enfermedad de Alzheimer (John Hopkins Alzheimer's Disease Research Center)

Es un sitio interactivo en ingles, de carácter educacional y programas de investigaciones científicas para profesionales de la salud. http://www.alzresearch.org

Folletos, libros y videos gratuitos en español sobre demencia

Para pedir cualquiera de los siguientes materiales, llame al número que se ofrece en cada caso, o si no se da número telefónico, pídalo a la Asociación de Alzheimer, al **(800) 272-3900**. Si usted tiene acceso a la Internet, puede encontrar estos folletos en línea.

Información Básica sobre la Enfermedad de Alzheimer

Diagnóstico y etapas de la enfermedad. Qué esperar. Tratamientos actuales y cómo la oficina local de la Alzheimer's Association le puede ayudar a usted y a su familia.

El Alzheimer y la Diabetes Tipo 2

Los latinos tienen un mayor riesgo de desarrollar la diabetes tipo 2. Es posible que haya una conexión entre la diabetes tipo 2 y la enfermedad de Alzheimer. Cómo reducir las posibilidades de desarrollar diabetes.

Si Usted Tiene la Enfermedad de Alzheimer

Sugerencias para ayudarle a enfrentar los cambios en su vida diaria y el futuro.

Siempre Seguro: Lo Que Usted Necesita Saber Para Mantener Fuera de Peligro a Una Persona con Demencia

Información sobre cómo mantener seguro a un ser querido que sufre de Alzheimer. Qué hacer en caso de emergencia.

La Epidemia Silenciosa

Un folleto en español sobre la enfermedad de Alzheimer y sus etapas. Referencia #: 8

¿Será la Enfermedad de Alzheimer?

Folleto de la Asociación de Alzheimer, que responde a las dudas cuando una persona tiene problemas con la memoria, y qué hacer en ese caso. Trata sobre el estrés y otros problemas que puede confrontar el cuidador. Referencia #: 10

Fotonovela bilingüe

Un folleto en inglés y español que a través de fotos describe la enfermedad de Alzheimer y otras demencias. Referencia #: 19

Alzheimer, La Enfermedad Familiar

Un video en español de 22 minutos sobre la enfermedad de Alzheimer y sus etapas. Ofrece testimonios de cuidadores y recomendaciones sobre el cuidado de pacientes. Referencia #: 45

Las Comunidades Étnicas y la Demencia: Haciendo la Diferencia

Video educacional en español, de 20 minutos y folleto ilustrativo, muestra el desarrollo de 4 programas de demostración, entre las comunidades latina, china, coreana y nativa norteamericana.

Otros recursos

La tienda de la incontinencia (The Incontinence Store)

www.theincontinencestore.com/

Es un sitio de la Internet donde venden productos para la incontinencia urinaria y fecal.

Mundo del Cuidador (Caregivers World)
Venden productos para facilitar la vida del paciente y su cuidador. (800) 239-4116

www.caregiversworld.com

La Tienda del Alzheimer (The Alzheimer's Store)
Venden productos que facilitan la vida del paciente de Alzheimer y su cuidador. Para solicitar el catálogo llame al 800-752-3238, o visite en línea www.alzstore.com

Sitio de traducciones gratuitas
https://translate.google.com/?hl=en

Es un sitio de Google donde usted puede traducir de todos los idiomas a todos los idiomas, todas las informaciones que desee. Es gratuito, y puede ser de gran ayuda en la búsqueda de conocimientos. Quiero aclarar que las traducciones tienen la bajísima calidad de una máquina, pero el sitio mejora todos los días y aún así pueden servir algunos propósitos.

Asociación de Especialistas para la Rehabilitación de Choferes (Association for Driver Rehabilitation Specialists - ADED)
Asociación de Especialistas para la Rehabilitación de Choferes. Es una organización sin fines de lucro que ayuda a los cuidadores a determinar si la persona con Alzheimer puede continuar conduciendo y como hacer para que desista de hacerlo. Hasta el momento de la publicación de este libro no tenían servicios en español. Pero en Google usted puede traducir gratuitamente algunas de sus páginas. Llame al (800) 290-2344 - (318) 257-5055 o visite www.aded.net
Dirección postal: 711 S. Vienna Street Ruston, LA 71270

Capítulo -28- Recursos Internacionales

Enfermedad de Alzheimer Internacional (Alzheimer's Disease International - ADI)
Es una federación de asociaciones nacionales de Alzheimer en todo el mundo, que representan a los familiares de persones con enfermedad de Alzheimer. En cada país, las asociaciones trabajan para establecer grupos de apoyo y programas educativos. Cada una tiene un Comité Médico
Dirección postal: 45/46 Lower Marsh
LONDON SE1 7RG
REINO UNIDO
Web: www.alz.co.uk

Sociedad Española de Neurología
Dirección: Vía Laietana, 57, ppal. 2 08003 Barcelona
Tel.: 93 342 62 33   Fax: 93 412 56 54
Web: htpp://www.sen.es

Fundación Alzheimer España
Pedro Muguruza, 1. 6 C   28036 Madrid
Tel.: 91 343 11 65/ 91 343 11 75
Fax: 91 359 54 50
Web: htpp://www.fundacionalzheimeresp.org

Confederación Española de Familiares de Enfermos de Alzheimer y otras demencias
Pedro Alcatarena, 3   -31014 Pamplona
Tel.: 902 17 45 17   Fax: 948 26 57 39
Web: htpp://www.ceafa.org

Alzheimer Europe
145, Route de Thionville   -L-2611 Luxembourg
Tel.: +352 29 79 70   Fax: + 35229 79 72
www.alzheimer-europe.org

Red Provida Latina
Dirección web: http://www.redprovidalatina.org/
Federación iberoamericana de instituciones privadas sin fines de lucro
que orientan su quehacer hacia la búsqueda de la calidad de vida de los
adultos mayores mediante programas de Desarrollo Humano. Provida
desarrolla su labor en Colombia, Perú, Bolivia y Ecuador.

Capítulo -29- Asociaciones de Alzheimer en América Latina

Se teme que los países de América Latina experimenten un crecimiento en el número de personas que padecen Alzheimer debido al aumento de la esperanza de vida. A continuación ofrecemos una lista de organizaciones que ya están en marcha en los distintos países para confrontar los retos.

Argentina: Asociación de Lucha contra el Mal de Alzheimer
Dirección: Lacarra No 78 1407 Capital Federal, Buenos Aires Argentina Tel/Fax: +54 11 4671 1187

www.alma-alzheimer.org.ar

Brasil: FEBRAZ - Federação Brasileira de Associaçãoes de Alzheimer c/o ABRAZ - Associação Brasileira de Alzheimer Caixa Postal 3913 Sao Paulo - SP - Brazil 01160-970 Tel/Fax: +55 11 270 8791 Helpline: 0 800 55 1906 Email: abraz@abraz.org.br Web: www.abraz.com.br

Bolivia: ASOCIACIÓN BOLIVIANA DE LA ENFERMEDAD DE ALZHEIMER Y OTRAS DEMENCIAS

Dirección: Av. Saavedra No 1791 Edif. Providencia SIRMES
Telf. 2220471 Email: elvio904@gmail.com

Chile: Corporación Alzheimer Chile Desiderio Lemus 0143 Recoleta Santiago, Chile Tel: +56 2 236 0846 Fax: +56 2 777 7431 Email: alzchile@adsl.tie.cl

Colombia: Asociación Colombiana de Alzheimer y Desordenes Relacionados Calle 69 A No. 10-16 Santafé de Bogotá D.C. Colombia Tel: +57 1 348 1997 Fax: +57 1 321 7691 Email: alzheimercolombia@hotmail.com

Costa Rica: Asociación Costarricense de Alzheimer y otras Demencias Asociadas Apartado 4755 1000 San José Del Parqueo del ICE Sabana Norte 300 mts al Norte Costa Rica Tel: +506 237 7527 Fax: +506 260 1716 Email: ascada@ice.co.cr

Cuba: Cuban Section of Alzheimer's Disease and Related Disorders Calle 146 No 2504 e/ 25 y 31 Cubanacan Playa Ciudad de la Habana Cuba Tel: +537 220 974 Fax: +537 336 857 Email: inmo@teleda.get.tur.cu Web: www.scual.sld.cu

República Dominicana Asociación Dominicana de Alzheimer. Apartado Postal # 3321 Santo Domingo Republica Dominicana Tel: +1 809 544 1711 Fax: +1 809 544 1731 Email: asocalzheimer@verizon.net.do

Ecuador: Fundación Alzheimer Ecuador Avenida de la Prensa #5204 y Avenida de Maestro Quito Ecuador Tel: +593 2 2594 997 Fax: +593 2 2594 997 Email: gmatute@uio.satnet.net

El Salvador: Asociación de Familiares Alzheimer de El Salvador Asilo Sara Zaldivar Colonia Costa Rica Avenida Irazu San Salvador El Salvador Tel: +503 237 0787 Email: ricardolopez@vianet.com.sv

Guatemala: Asociación Grupo ERMITA 10a. Calle 11-63 Zona 1, Apto B P O Box 2978 01901 Guatemala Tel: +502 2 381 122 Fax: +502 2 381 122 Email: alzguate@quetzal.net Web: www.alzheimer-guatemala.org.gt

Honduras: Asociación Hondureña de Alzheimer PO Box 5005 Tegucigalpa Honduras Tel: +504 235 9193 Fax: +504 232 4580 Email: Alzheimerhn@ashalz.org Web: www.ashalz.org

México: Federación Mexicana de Alzheimer Lago de Xochimilco 230 Colonia Valle Alto Reynosa Tamaulipas, C.P. 88710 México Tel/Fax: +52 771 71 9 47 52/ 71 902 97 Email: alzheimerfedma@yahoo.com Web: www.fedma.net

Panamá: **AFA** PADEA PO Box 6-6839 El Dorado Panamá Email: hopemil@sinfo.net

Perú: Asociación Peruana de Enfermedad de Alzheimer y Otras Demencias Los Galeanos # 976 Urb. Higuereta Surco Lima Perú Tel: +511 448 2237 / 272 1365 Fax: +511 442 8046 Email: asociacion@alzheimerperu.org Web: www.alzheimerperu.org

Puerto Rico: Asociación de Alzheimer y Desórdenes Relacionados de Puerto Rico Apartado 362026 San Juan Puerto Rico 00936-2026 Tel: +1 787 727 4151 Fax: +1 787 727 4890 Email: alzheimerpr@alzheimerpr.org Web: www.alzheimerpr.org

Uruguay: Asociación Uruguaya de Alzheimer y Similares Magallanes 1320 11200 Montevideo Uruguay Tel: +598 2 400 8797 Fax: +598 2 400 8797 Email: audasur@adinet.com.uy

Venezuela: Fundación Alzheimer de Venezuela Calle El Limón, Qta. Mi Muñe, El Cafetal Caracas Venezuela Tel: +58 212 4146129 Fax: +58 212 9859183 Email: alzven@cantv.net Web: www.alzheimer.org.ve

Sobre la Autora

Mayda Ochoa, Ph.D.
Doctora en Ciencia Metafísica. Escritora.
Periodista. Consejera de Vida. Traductora.

En su carrera como periodista, la doctora Ochoa siempre investigó el alma, la mente y el cerebro humano, y durante la última década, ha explorado textos religiosos y científicos en busca de respuestas acerca de los enigmas de la vida, la espiritualidad y el papel que juegan nuestra mente y cerebro en nuestras vidas.

En 1997 ganó el prestigioso Premio Edward R. Murrow de Excelencia en Periodismo, al escribir la historia del bombazo durante los Juegos Olímpicos en Atlanta, Georgia, en 1996, para UNIVISIÓN-TV.

El libro sobre Alzheimer lo escribió cuando su hermana fue diagnosticada con la Enfermedad de Alzheimer, a los 62 años, hundiendo a la familia en la confusión. Fue entonces cuando Mayda comenzó a investigar sobre la enfermedad y así encontrar el camino hacia una mejor relación con su hermana. En este libro ella cuenta esa historia.

Asimismo, la doctora Ochoa mantiene columnas en la Internet y en distintos periódicos y revistas sobre la mente y el cerebro.

Mayda nació en Holguín, Cuba, ha vivido en Estados Unidos desde 1980, y actualmente reside en Palm Beach, Florida.

A los 24 años ganó el primer premio en un concurso literario de la Universidad de Santiago de Cuba, con el libro **"De cómo los hombres se acercaron al sol"**, sobre los campesinos rebeldes en Cuba. Mayda también ganó varios premios literarios en su país en los géneros de Literatura Infantil y Poesía.

Su obra publicada, además incluye:

"Fuerzas Invisibles. Las Influencias Ocultas que Controlan tu Existencia"

"Gimnasio Mental. Entrena tu Cerebro. Desarrolla tu Mente. Sé Inteligente"

Para obtener más información, contacte a la doctora Ochoa en maydaochoa@gmail.com

Referencias

Aaron Ph.d., Nelson P., and Susan Gilbert. The Harvard Medical School Guide to Achieving Optimal Memory. McGraw-Hill, 2005.

Barg, Gary. The Fearless Caregiver. How to Get the Best Care for Your Love One and Still Have a Life of Your Own. Sterling, VA: Capital Books, Inc., 2003.

Cairl, Dr., Richard E. Somebody Tell Me Who I Am. St. Petersburg, Fl: Caremor Publications, 1995.

Chopra, Deepak. The Spontaneous Fulfillment of Desire. Harnessing the Infinite Power of Coincidence. New York. Three Rivers Press. 2003.

Dyer, Wayne W. Change Your Thoughts, Change Your Life. Hay House Audio, 2006

Feil, Naomi. The Validation Breakthrough: Simple Techniques for Communicating with People with Alzheimer's-Type Dementia. Baltimore: Health Professions P, 2002.

Forest Pharmaceuticals, I. The Alzheimer's Activity Guide. A Caregiver Guide to Daily Activities for People with Alzheimer's Disease. Forest Pharmaceuticals, Inc.

González, Virginia, Nacif de Brey, Virginia, Lorig, Kate, Fries, James F. Cómo convivir con su artritis. Una guía para una vida activa y saludable. Boulder, Colorado. Bull Publishing Co. 2006

Gruetzner, Howard. Alzheimer's a Caregiver's Guide and Source Book. New York: John Wiley & Sons, Inc., 1992.

Harris, Ella, Christin, Caroline. Entertain Your Brain. New York: Sterling Publishing Co. , Inc., 2007.

Heilman, M.d., K. M., L. Doty, Ph.d., J. T. Stewart, M.d., D. Bowers, Ph.d., and L. Gonzalez-Rothi. Ph.d. Helping People with

Progressive Memory Disorder. a Guide for You and Your Family. University of Florida Health Science Center, 1996.

Herrmann, Ph.d, Douglas J. Super Memory. a Quick Action Program for Memory Improvement. New York: Wings Books, 1991.

Improving Memory: Understanding Age-Related Memory Loss. Harvard Health Publications, 2006.

Klein, Allen. The Courage to Laugh. Humor, Hope and Healing in the Face of Death and Dying. New York: Jeremy P. Tarcher/Putnam, 1998.

Kuhn, Daniel. Alzheimer's Early Stages. First Steps for Family, Friends and Caregivers. Alameda, CA: Hunter House, Inc., 1999.

Mace, M.a., Nancy L., and Peter V. Rabins, M.d. The 36 Hour Day. A Family Guide to Caring for Persons with Alzheimer's Disease, Related Dementing Illnesses, and Memory Loss in Later Life. New York: The John Hopkins UP, 1999.

Marcell, Jacqueline. Elder Rage or Take My Father... Please! How to Survive Caring for Aging Parents. Impressive P, 2001.

Marquez, Gabriel G. Cien Años de Soledad. Buenos Aires, Argentina: Editorial Sudamericana, 1969.

McKhann, M.d., Guy, and Marilyn Albert, Ph.d. Keep Your Brain Young: the Complete Guide to Physical and Emotional Health and Longevity. John Wiley & Sons, 2003.

Meyer, Joyce. 100 Ways to Simplify Your Life. New York, Faith Words Books, 2007

Mittelman, Mary. The Alzheimer's Health Care Handbook: How to Get the Best Medical Care for Your Relative. New York: Marlowe & Co., 2003.

Nuland, Sherwin B. How We Die. Reflections on Life's Final Chapter. New York: Vintage Books, 1995.

Olshevski, Jodi L., Anne D. Katz, Bob G. Knight, Et.al. . Stress Reduction for Caregivers. Philadelphia, PA: Brunner/Mazel, 1999.

Rau, Marie T. Coping with Communication Challenges in Alzheimer's Disease. San Diego, CA: Singular Pub. Group, 1993.

Schacter. Ph.d, Daniel L. <u>The Seven Sins of Memory: How the Mind Forgets and Remembers</u>. Houghton Mifflin, 2002.

Shenk, David. <u>The Forgetting. Alzheimer's: Portrait of an Epidemic</u>. First Anchor Books Edition, 2003.

Sherman, Ph.d., James R. <u>The Magic of Humor in Caregiving</u>. Pathway Books, 1995.

Southeast Florida Chapter. "Advocacy Handbook." <u>Alzheimer's Association</u> (2006).

Warner, Mark L. <u>The Complete Guide to Alzheimer's. Proofing Your Home</u>. Purdue UP, 1998.

www.ingramcontent.com/pod-product-compliance
Lightning Source LLC
Chambersburg PA
CBHW060448290526
45791CB00001B/20